中华名医奇方集锦

成凯 主编

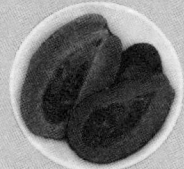
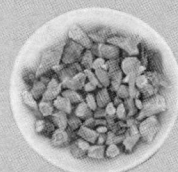
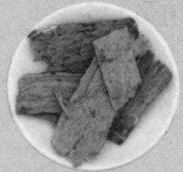
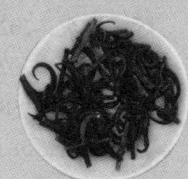

陕西新华出版
陕西科学技术出版社
Shaanxi Science and Technology Press
西安

图书在版编目（CIP）数据

中华名医奇方集锦 / 成凯主编 . -- 西安：陕西科学技术出版社 , 2025.4. -- ISBN 978-7-5369-9247-4

Ⅰ . R289.2

中国国家版本馆 CIP 数据核字第 20253LY275 号

中华名医奇方集锦
ZHONGHUA MINGYI QIFANG JIJIN

成凯　主编

责任编辑	付　琨
装帧设计	天之赋设计室

出 版 者	陕西科学技术出版社
	西安市曲江新区登高路 1388 号陕西新华出版传媒产业大厦 B 座
	电话（029）81205187　传真（029）81205155　邮编 710061
	http://www.snstp.com
发 行 者	陕西科学技术出版社
	电话（029）81205180　81205178
印　　刷	三河市天润建兴印务有限公司
规　　格	670mm×955mm　16 开本
印　　张	16
字　　数	160 千字
版　　次	2025 年 4 月第 1 版
	2025 年 4 月第 1 次印刷
书　　号	ISBN 978-7-5369-9247-4
定　　价	58.00 元

版权所有　翻印必究

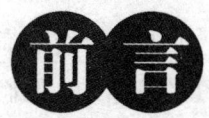

前言

中华医学源远流长，博大精深，犹如璀璨的明珠，在人类历史的长河中闪耀着独特的光芒。古往今来，无数名医大家凭借着他们的智慧、经验和精湛医术，为解除民众疾苦不懈努力，留下了众多宝贵的奇方妙药。《中华名医奇方集锦》一书的出版，正是为了传承和弘扬中华民族的这些医学瑰宝。

中国传统医学有着数千年的历史，在漫长的岁月中，经过无数医家的实践与探索，逐渐形成了完整的理论体系和丰富的治疗方法。从《黄帝内经》奠定中医理论基础，到《伤寒杂病论》创立辨证论治的典范，再到后世众多医家的不断创新与发展，中医在防治疾病、维护健康方面发挥了不可替代的作用。

名医奇方，是历代医家智慧的结晶。这些奇方往往是在长期的临床实践中总结出来的，具有独特的疗效和深厚的文化内涵。它们有的能起沉疴、愈绝症，有的则在常见疾病的治疗中显示出卓越的优势。例如，某些方剂对于疑难杂症的治疗有着令人意想不到的效果，可为那些饱受病痛折磨的患者带来希望；一些养生方剂则有助于增强体质、预防疾病，提高人们的生活质量。

本书精心收集了众多中华名医的奇方。这些奇方涵盖了内科、外科、男科、妇科、儿科等各个医学领域，针对不同的病症提供了有效的治疗方案。每一个奇方都经过了严格的筛选和考证，确保了其真实性、有效性和安全性。书中不仅详细介绍了奇方的组成、用法用量，还深入分析了其治病原理和临床应用案例，方便读者能够更好地理解和运用这些奇方。

当今时代，随着人们对健康关注度的不断提高，对传统医学的需求也日益增长。中医以其具备的整体观念、辨证论治和天然药物的优势，越来越受到人们的青睐。《中华名医奇方集锦》的出版，为广大读者提供了实用的中医参考书籍。

对于医学专业人士来说，本书可以作为临床实践的参考，拓宽治疗思路，提高临床疗效。通过学习名医奇方，他们可以汲取前人的经验，结合现代医学知识，创新治疗方法，为患者提供更加优质的医疗服务。对于普通民众来说，本书则是了解中医、治疗常见病、学习养生保健知识的指南，通过阅读本书，人们可以了解一些常见疾病的中医治疗方法，掌握一些简单的养生技巧，提高自我保健意识和能力。

希望《中华名医奇方集锦》能够成为传承中华医学文化的重要载体，让更多的人了解和认识中医的魅力和价值。同时也期待更多的医学工作者和爱好者能够加入中医的传承与创新中来，共同为推动中华医学的发展、为人类的健康事业作出更大的贡献。

相信在大家的共同努力下，中华医学这一古老而神奇的医学体系必将在新时代焕发出更加绚丽的光彩。

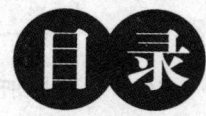

目录

第一章 生活中的奇方妙治

消化不良 …… 1	晕车症 …… 12
便秘 …… 2	减肥 …… 13
失眠 …… 3	口臭 …… 13
脚气 …… 4	醒酒 …… 14
打嗝（呃逆）…… 5	干呕 …… 15
脱发 …… 7	头疼 …… 16
眼睛疲劳 …… 7	盗汗、自汗 …… 17
头屑多 …… 8	中暑 …… 18
落枕 …… 9	宿醉 …… 20
健忘 …… 9	眩晕 …… 21
鼻出血 …… 10	

第二章 常见病奇方妙治

感冒、发热 …… 22	腰腿痛 …… 27
贫血 …… 23	牙痛 …… 28
心悸 …… 24	牙周炎 …… 31
咳嗽 …… 25	头癣 …… 32
鼻炎 …… 26	体癣 …… 33

手足甲癣	34	哮喘	61
神经性皮炎	35	肺炎	62
急性扁桃体炎	36	肺脓肿	63
口腔溃疡	37	支气管哮喘	65
胃痛	38	高血压病	66
腹泻	39	高脂血症	67
咽喉痛	40	慢性胃炎	69
口腔溃疡	41	胃与十二指肠溃疡	70
哮喘	42	急性胃肠炎	71
胃下垂	43	胃下垂	72
痔疮	44	脂肪肝	73
白癜风	45	肝硬化	74
肾结石	45	急性肾小球肾炎	75
泌尿系结石	46	慢性肾小球肾炎	76
疝气	47	风湿性关节炎	78
扁桃体炎	48	类风湿性关节炎	79
青光眼	49	贫血	80
鼻窦炎	50	肺结核	81
慢性鼻炎	51	病毒性肝炎	83
过敏性鼻炎	52	黄疸型肝炎	84
慢性咽炎	53	其他型肝炎	85
慢性扁桃体炎	54	痢疾	86
咽异感症	55	流行性腮腺炎	88
上呼吸道感染	56	黄疸	89
慢性气管炎	57	腹水	90
支气管炎	58	水肿	91
慢性支气管炎	60	溃疡性角膜炎	92

咽喉炎	93	淋巴结核（鼠疮瘰疬）	102
外耳道炎	94	其他结核	103
化脓性中耳炎	96	蛔虫病	104
狂犬病	97	绦虫病	104
败血症	98	囊虫病	105
破伤风	99	肺气肿	106
甲肝	100	肺痈	107
乙肝	101	硅肺	108
骨结核	101		

第三章 急症奇方妙治

烫伤	110	急性蜂窝织炎	124
烧伤	111	急性阑尾炎	125
冻疮	112	急性胰腺炎	126
闪腰	113	急性肠梗阻	127
癫痫	114	闭塞性动脉硬化症	128
骨折	115	破伤风	129
痱子	116	褥疮	130
跌打损伤	116	皮脂腺囊肿	131
动脉硬化	117	甲状腺腺瘤	132
痢疾	118	甲状腺炎	133
疟疾	119	甲状腺癌	133
神经衰弱	120	急性咽炎	135
痈	121	急性扁桃体炎	136
疖	122	中风	137
丹毒	123	眩晕	138

白血病	139	胆石症	149
鼻咽癌	140	血栓闭塞性脉管炎	150
食管癌	141	睑缘炎	151
肺癌	142	急性传染性结膜炎	152
肝癌	143	睑腺炎	153
胃癌	144	白内障	155
肠癌	145	虹膜睫状体炎	156
膀胱癌	147	上消化道出血	157
胆囊炎	148		

第四章　妇科奇方妙治

不孕症	159	月经不调	171
痛经	160	宫颈炎	172
阴道炎	161	宫颈癌	173
习惯性流产	162	闭经	174
妊娠呕吐	163	产后腹痛	175
外阴瘙痒	164	带下病	176
盆腔炎	165	子宫脱垂	176
产后缺乳	166	产后恶露不尽	177
更年期综合征	167	乳腺增生	178
乳腺炎	168	卵巢癌	179
乳腺癌	170		

第五章 男科奇方妙治

啤酒肚……………………… 181
不育症……………………… 182
阳痿………………………… 183
遗精………………………… 185
前列腺炎…………………… 186
良性前列腺增生症………… 187
早泄………………………… 188
性功能低下………………… 189
阴茎勃起障碍……………… 190
不射精症…………………… 191
少精子症…………………… 192
睾丸炎……………………… 193
淋病………………………… 194
更年期综合征……………… 195

第六章 老年疾病奇方妙治

风湿病……………………… 197
高脂血症…………………… 198
糖尿病……………………… 198
糖尿病足…………………… 200
高血压……………………… 202
肝硬化……………………… 202
阿尔茨海默病……………… 203
肺结核……………………… 204
三角神经痛………………… 206
冠心病……………………… 206
肩周炎……………………… 207
颈椎病……………………… 208
腰椎间盘突出……………… 209
腰部劳损…………………… 210
骨折………………………… 211
耳聋………………………… 212
病毒性角膜炎……………… 213
溃疡性角膜炎……………… 214
肺炎………………………… 215
腰腿疼痛…………………… 216
心力衰竭…………………… 216
心绞痛……………………… 217
风湿性关节炎和类风湿性关
　节炎……………………… 218
老年性白内障……………… 219

第七章　儿科奇方妙治

多动症…………………… 221
百日咳…………………… 222
小儿积食………………… 223
小儿腹泻………………… 224
尿床……………………… 225
小儿口疮………………… 226
小儿鹅口疮……………… 227
小儿麻痹………………… 228
新生儿黄疸……………… 230
流涎症…………………… 231
夜啼……………………… 232
婴儿湿疹………………… 233
疳积……………………… 234
小儿水痘………………… 235
小儿感冒发热…………… 236
脱肛……………………… 237
脐炎……………………… 237
小儿惊风………………… 239
小儿哮喘………………… 240
小儿盗汗………………… 240
小儿支气管炎…………… 241
小儿肺炎………………… 242
小儿贫血………………… 242
过敏性紫癜……………… 243
小儿消化不良…………… 244
遗尿症…………………… 245

第一章　生活中的奇方妙治

消化不良

苹果猪肉

【配方】苹果2个，猪肉（切片）200克。
【用法】苹果切块，用2碗水先煮，水沸后加入猪肉片，煮至猪肉熟透，调味服食，久食有益。
【功效】生津止渴，润肠健胃。治疗肠胃不适及消化不良。
【出处】《健康报》。

胡萝卜炖羊肉

【配方】胡萝卜6个，羊肉250克，盐少许。
【用法】炖熟食，后加盐。
【功效】健脾，养胃，温肾。用于畏寒喜暖、消化不良、腹部隐痛、阳痿、口淡无味、小便频数之脾胃虚寒、脾肾阳虚患者，有较好的疗效。
【出处】《健康报》。

茶膏糖

【配方】红茶50克，白砂糖500克。
【做法】红茶加水煎煮。每20分钟取煎液1次，加水再煎，共取煎液4次。合并煎液，以小火煎煮，浓缩至煎液较浓时，加白砂糖调匀。再煎熬至用铲挑起呈丝状，到黏手时停火，趁热倒在表面涂过食油

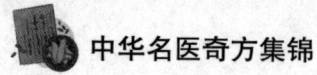

的大搪瓷盆中，待稍冷，将糖分割成块。

【用法】吃糖即可。

【功效】清神，化食。用治消化不良、膨闷胀饱、胃痛不适等。

【出处】《中医偏方大全》。

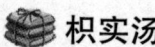

枳实汤

【配方】枳实6～10克。

【用法】水煎服，每日1剂。

【功效】行气通便。主治老年性便秘。

【出处】《江苏中医杂志》。

草决明茶

【配方】草决明30克。

【用法】水煎，代茶饮。

【功效】清热泻肝，通便。主治各种便秘。

【出处】《中医单方验方选》。

单味肉苁蓉汤

【配方】肉苁蓉30克。

【用法】水煎服，每日1剂。

【功效】润肠通便。主治年老体虚便秘。

【出处】《中医单方验方选》。

大黄麻仁饮

【配方】大黄6克，火麻仁15克。

【用法】水煎服，每日1剂。

【功效】通腑泄热,润肠通便。主治一般便秘。
【出处】《中医单方验方选》。

失眠

小米粥
【配方】小米50克,鸡蛋1枚。
【做法】先以小米煮粥,取汁,再打入鸡蛋,稍煮。
【用法】临睡前以热水泡脚,并饮此粥,然后入睡。
【功效】小米中含有丰富的色氨酸。实验表明,色氨酸能促使大脑神经细胞分泌催人欲睡的血清素,因此,食物中色氨酸的含量越高,人食用后越容易入睡。
【出处】《本草纲目》。

酸枣仁茶
【配方】酸枣仁120克。
【做法】将酸枣仁炒熟,研末,泡茶用。
【用法】每晚泡茶用10~30克。
【功效】酸枣仁是治疗失眠的要药,东汉张仲景在《金匮要略》中用酸枣仁治"虚烦不得眠"。酸枣仁茶具有宁心安神、补肝、敛汗的功效,适用于心肝血虚引起的心烦不安、心悸怔忡、失眠等症。
【出处】《本草纲目》。

甘麦大枣汤
【配方】浮小麦9~15克,甘草9克,大枣(去核)5~7枚。
【用法】先将浮小麦、大枣淘洗浸泡,入甘草同煎煮,待浮小麦、大枣熟后去甘草、小麦,分2次吃枣喝汤。
【功效】养心安神。主治难以入睡,即使入睡也多梦易惊,或胸胁胀满,

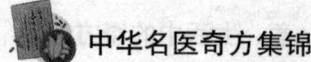

善叹息，平时性情急躁易怒。舌红，苔白或黄，脉弦数。

【出处】《金匮要略》。

交泰丸

【配方】生川连15克，肉桂心15克。

【用法】上2味，研细，白蜜为丸。每服15~25克，空腹时用淡盐汤下。

【功效】交通心肾，清火安神。主治心烦不寐，头晕耳鸣，烦热盗汗，咽干，精神萎靡，健忘，腰膝酸软，男子滑精阳痿，女子月经不调。舌尖红，苔少，脉细数。

【出处】《韩氏医通》。

半夏秫米汤

【配方】半夏15克，秫米（即高粱米）50克。

【做法】秫米去壳，淘洗干净，备用。用河中长流水，澄清，取清液煮秫米、半夏为粥，去渣即成。

【用法】每日3次，每次饮1小杯，连饮3天，以见效为止。

【功效】祛痰降逆，和胃，调阴阳。主治因痰滞胃而致的阴阳失调之失眠，即"胃不和则卧不安"。胃火重者忌服。

【出处】《黄帝内经》。

脚气

柳叶泡脚

【配方】新鲜柳叶250克，清水1000毫升。

【做法】将柳叶洗净，加水煮沸5分钟，先熏蒸患处，待水温下降至能耐受时，再浸泡半小时。

【用法】每日早、晚各1次。一般熏泡4~7天可愈。

【功效】柳叶味苦涩，性寒，具有清热解毒、凉血消肿、除湿散风之功效。

第一章　生活中的奇方妙治

【出处】《本草纲目》。

🎁 陈醋 + 按摩

【配方】陈醋适量。

【做法】在洗脚水中加入适量陈醋（以脚放进去不感到刺痛为好），先将双脚放入盆内泡两三分钟，待双脚都热了，将一只脚的足跟压在另一只脚的趾缝稍后处，然后用脚跟向前推至趾尖处再回搓。回拉轻、前推重，以不搓伤皮肤为宜。

【用法】每个趾缝搓50～80次。双脚交替进行，速度为每分钟100～120次。

【功效】醋有很好的抑菌和杀菌作用，对引发脚气的真菌有抑制作用，可有效治疗脚气。

【出处】《本草纲目》。

打嗝（呃逆）

🎁 鲜韭菜汁

【配方】鲜韭菜30克，黄酒或沸水适量。

【做法】韭菜洗净，捣烂，取汁。

【用法】加入1小杯烫热的黄酒趁热服下。如不饮酒，用沸水加入韭菜汁服用亦有同样效果。

【功效】韭菜的辛辣气味有散瘀活血、行气导滞的作用。适用于打嗝，以及跌打损伤、反胃、肠炎、吐血、胸痛等症。

【出处】《本草纲目》。

🎁 猪胆粉

【配方】猪胆1只，赤小豆20粒。

【做法】把赤小豆放入猪胆内，挂房檐下阴干后共研细粉备用。

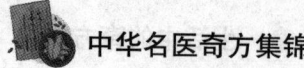中华名医奇方集锦

【用法】每日服2克，分2次用，白开水冲服。
【功效】主治顽固性呃逆。
【出处】《本草纲目》。

米醋

【配方】米醋10～20毫升。
【用法】呃逆发作时，服米醋10～20毫升，一般可立即生效。止后复发再服仍效。
【功效】米醋味酸苦，性温。酸主收敛功能，散瘀解毒，下气消食，故中焦虚寒胃气上逆之呃逆用之甚佳。
【备注】如肝火犯胃，嘈杂泛酸者，忌之。
【出处】《难症奇方妙用》。

嚼咽红糖法

【配方】50克红糖。
【用法】在要打嗝时，将50克红糖分2次送入口中嚼碎咽下，约1个小时后再吃1次，即可见效。
【功效】治呃逆。
【出处】《难症奇方妙用》。

按摩膻中穴

【用法】让患者平卧床上，两腿屈曲，腹部放松。以中指点按其膻中穴（两乳头连线中点），患者当即就会感到舒服，施术不到2分钟便可恢复正常。
【备注】膻中为任脉气会穴，又称上气海，具有宽胸理气、宁心安神之功。
【功效】治呃逆。
【出处】《中医偏方大全》。

第一章 生活中的奇方妙治

脱发

首乌大米粥

【配方】何首乌30克,大米50克,冰糖适量。
【做法】将何首乌放入砂锅中,煎取浓汁后去药渣,然后放入大米和冰糖,煮成粥即可食用。
【用法】每日2次。
【功效】养血,益肝,补肾。治疗脱发。
【出处】《本草纲目》。

当归首乌

【配方】当归、首乌、白鲜皮、王不留行、白芷各等份。
【做法】上药经过粉碎、笼蒸消毒后,密封包装保存,每包10克。
【用法】每晚将该药撒于头发根处,次日清晨梳去。每包一般可用3次,1个月为1个疗程。
【功效】治疗脂溢性脱发。
【出处】《本草纲目》。

眼睛疲劳

热毛巾敷眼

【配方】毛巾1条。
【做法】热敷10分钟。
【用法】每日1次。
【功效】热敷可促进眼部血液循环,对睑板腺功能的恢复有一定帮助,可防止因睑板腺功能障碍导致的干眼。
【出处】《本草纲目》。

饮茶

【配方】绿茶、乌龙茶或铁观音适量。

【做法】泡茶喝。

【用法】代替温开水频饮。

【功效】茶叶含丰富的胡萝卜素,能在人体内转化为维生素A。维生素A对经常接触电脑的人有保健作用,不但能减轻电脑辐射对人体造成的伤害,还能够预防干眼症。

【出处】《本草纲目》。

头屑多

黑豆煮水

【配方】黑豆100克。

【做法】将黑豆放入锅中,加入适量的清水煮软,滤出汤汁备用。

【用法】用煮好的汤汁清洗头发。

【功效】可有效抑制头皮屑,防止头皮屑再生。

【出处】《本草纲目》。

陈醋

【配方】陈醋150毫升。

【做法】在陈醋中加入1000毫升温水,充分搅匀,备用。

【用法】按照常规洗头方法将头发清洁1遍,再将发丝浸泡在陈醋水里面,轻轻揉搓3~5分钟,用温水漂洗干净头发里面的醋味即可。

【功效】陈醋不仅能有效去屑止痒,杀灭细菌,还能有效中和残留在发丝和发根的碱性染发剂和烫发剂,抑制头皮脂溢性物质的生成,促进毛发生长。这个偏方特别适合烫染后的头发。

【出处】《本草纲目》。

第一章 生活中的奇方妙治

落枕

桃仁冬瓜米粥

【配方】桃仁10克,冬瓜20克,粳米100克。
【做法】桃仁捣烂如泥,用水研汁去渣,与冬瓜、粳米一同置锅中,加清水200毫升,急火煮开3分钟,改文火煮30分钟成粥。
【用法】趁热食用。
【功效】行气,消肿,止痛。
【出处】《本草纲目》。

葛根粥

【配方】葛根40克,米60克。
【做法】将葛根水煎取汁,加米煮粥。
【用法】每日2次。
【功效】祛风止痛。适用于颈椎疼痛患者。
【出处】《本草纲目》。

健忘

花生粥

【配方】粳米100克,花生45克,冰糖30克。
【做法】花生洗净,连皮捣碎,加入粳米,同煮为粥,将熟时加入少许冰糖。
【用法】可当早餐,长期食用。
【功效】花生能健脾胃,补中益气。花生蛋白中含10多种人体所需的氨基酸,其中的谷氨酸和天门冬氨酸可促使细胞发育、增强大脑的记忆能力。花生含有的维生素E与生育和长寿有密切关系;所含的脑磷脂和卵磷脂是神经系统必需的主要物质,可增强脑功能,延

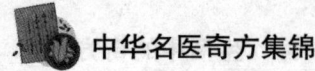

缓脑力衰退。花生有"长生果"之称，常食可改善血液循环，增强记忆，延缓衰老。

【出处】《本草纲目》。

杞枣煲鸡蛋

【配方】枸杞子20克，红枣50克，鸡蛋2枚。

【做法】将枸杞子洗净沥干，红枣洗净去核，一同放入锅内，加适量清水煮沸。磕入鸡蛋，煮熟后即可食用。

【用法】佐餐食用。

【功效】枸杞子可提高超氧化物歧化酶活性，有利于清除衰老启动因子——超氧阴离子自由基，具有改善大脑功能，增强学习记忆能力之功，是老年人补肝肾、强记忆的廉价食物。红枣能补中益气，养血安神，并具有增强免疫力及抗氧化等作用。鸡蛋养肝肾、益气血、补虚劳。此方适用于患有头昏眼花、精神恍惚、心悸健忘、失眠多梦等症的老年人，对一切慢性消耗性疾病也有调理功效。

【出处】《本草纲目》。

鼻出血

鲜藕汁

【配方】新鲜嫩藕1000克。

【做法】将鲜藕洗净，切成薄片捣烂如泥，用洁净纱布绞取鲜汁。

【用法】每日喝1~2次，每次1小杯，连用5~7天。

【功效】生藕性寒，味甘，可清热生津、凉血止血。《本草经疏》中记载："藕生者甘寒，能凉血止血、除热清胃，主消散瘀血，治疗吐血、口鼻出血等。"适用于发热口渴严重及因天气干燥导致的鼻出血等症。

第一章 生活中的奇方妙治

【出处】《本草纲目》。

绿豆鲜藕汤

【配方】绿豆50克,鲜藕200克。
【做法】将鲜藕洗净,切片,一剖为四备用。将绿豆淘洗干净,放入砂锅,加足量水大火煮沸后,改用小火煨煮30分钟。待绿豆熟烂,放入藕片,继续用小火煨煮至绿豆酥烂、藕熟、汤汁黏稠即成。
【用法】早、晚分2次服。
【功效】适用于各类型鼻出血。
【出处】《本草纲目》。

桑菊饮

【配方】桑叶18克,菊花15克,桔梗9克,连翘9克,杏仁9克,薄荷6克,芦根12克,甘草6克。
【用法】水煎服,每日1剂,分2次服。
【功效】疏风清热,凉血止血。主治外感风热或燥热之邪犯肺,邪热循经上壅鼻窍,热伤阳络,发为鼻衄。
【出处】《温病条辨》。

泻心汤

【配方】黄连9克,黄芩12克,大黄6克。
【用法】水煎服,每日1剂,分2次服。
【功效】清心泻火,凉血止血。主治五志过极,心火亢盛,迫血妄行,鼻血外涌,发为鼻衄。
【出处】《金匮要略》。

知柏地黄汤

【配方】熟地黄24克,知母18克,黄柏15克,山药12克,山茱萸12克,茯苓9克,泽泻9克,牡丹皮9克。
【用法】水煎服,每日1剂,分2次服。

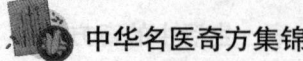
中华名医奇方集锦

【功效】滋阴降火，凉血止血。主治阴虚火旺，虚火上炎，血液升腾溢于鼻窍，发为鼻衄。

【出处】《医宗金鉴》。

归脾汤

【配方】人参12克，白术12克，茯神12克，炙甘草6克，黄芪12克，龙眼肉9克，酸枣仁9克，木香9克。

【用法】水煎服，每日1剂，分2次服。

【功效】健脾益气，摄血止血。主治脾不统血，脾气虚弱，气不摄血，血不循经，溢于脉道，发为鼻衄。

【出处】《济生方》。

晕车症

挤压橘皮喷鼻

【配方】新鲜橘皮适量。

【做法】乘车、乘船前1小时左右，将新鲜橘皮洗净，表面朝外，向内对折，然后对准两鼻孔用力挤压，吸入皮中喷射出的细小带芳香味油雾。

【用法】可吸入10余次。乘车、乘船途中可以照此法随时吸闻。

【功效】橘皮辛散通温，气味芳香。有理气和胃、治疗恶心呕吐的作用，防止晕车、晕船疗效显著。

【出处】《本草纲目》。

食醋

【配方】食醋2汤勺，水1杯。

【做法】食醋加水，兑成醋饮料。

【用法】乘车前或乘车途中饮用均可。如果是肠胃功能不好的人，可以趁

第一章 生活中的奇方妙治

热将醋饮料喝完再上车，或者是用保温水杯装好带上车饮用。
【功效】对于晕车、晕船的人，食醋能够有效地解除不适感。但要注意的是，醋是酸性，如果肠胃不适，有胃溃疡、胃炎等疾病的人不宜饮用。
【出处】《本草纲目》。

减肥

刘氏减肥汤
【配方】赤小豆10克，生山楂10克，大枣10枚。
【做法】上药加水至600毫升同煎，武火煎沸后，改用文火续煎30分钟，滤出药液，再加水至400毫升，煎沸20分钟，去渣，两煎所得药液兑匀。
【用法】每日1剂，分早、晚2次服。
【功效】健脾化湿，燥湿减肥。主治单纯性肥胖属水湿内阻型。症见神倦嗜卧，呼吸气短，动则喘气，腰膝酸软，下肢浮肿，夜尿较频，心悸。
【出处】《中老年人肥胖症的防治》。

口臭

丝瓜汤
【配方】鲜老丝瓜1根。
【做法】将丝瓜洗净，连皮切段，加清水500毫升，煎煮半小时后加食盐少许，再煮半小时即成。
【用法】每日1剂，日服2次，3天为1个疗程。一般服药1~3个疗程后有较好疗效。

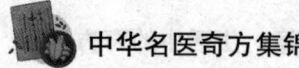

【功效】凉血清热，除口臭，利尿通淋，通经络。主治口臭，骨节酸痛，尿道刺痛。

【出处】《本草纲目》。

莲心茶

【配方】莲子心3～5克。

【做法】将莲子心放入杯中，用沸水冲泡，代茶饮用。

【用法】每日1～2剂。

【功效】清心泻火。适用于口臭。

【出处】《本草纲目》。

醒酒

神仙醒酒方

【配方】葛花150克，赤小豆花90克，家葛根（澄粉）30克，白豆蔻（去壳）30克。

【做法】研磨成粉末。

【用法】每次取末20～25克，煎服。

【功效】解酒醒神，清热化湿。主治乙醇中毒（即酒醉）属湿热扰神型。症见头昏目眩，四肢震颤，行走踉跄，步态不稳，心中烦乱，胸满呕吐，面红目赤，狂呼乱骂，妄闻妄见，伤人毁物，小便不利，苔黄腻，脉滑数。

【出处】《万氏养生四要》。

葛花

【配方】葛花10～15克。

【用法】水煎服。

【功效】解酒醒脾。主要用于饮酒过度出现的头痛，头昏，烦渴，饱胀，呕吐酸水等伤及胃气症状。
【出处】《万氏养生四要》。

酸枣葛花根
【配方】酸枣、葛花根各10～15克。
【用法】一同煎服。
【功效】醒酒，清凉，利尿。主治乙醇中毒（即酒醉）属湿热扰神型。症见头昏目眩，四肢震颤，行走踉跄，步态不稳，心中烦乱，胸满呕吐，面红目赤，狂呼乱骂，妄闻妄见，伤人毁物，小便不利。苔黄腻，脉滑数。
【出处】《万氏养生四要》。

干呕

葱白浆
【配方】葱白3茎，食盐少许。
【做法】将葱白洗净，切碎，拌食盐捣烂，蒸熟捏成饼。
【用法】敷于肚脐上，固定。
【功效】温散降逆。可有效治疗呕吐不止。
【出处】《本草纲目》。

甘蔗姜汁
【配方】甘蔗汁半杯，鲜姜汁1汤匙。
【做法】将甘蔗捣烂，绞取汁液。姜汁做法与此同。
【用法】将两汁和匀，稍温服饮，每日2次。
【功效】清热解毒，和胃止呕。适用于胃癌初期、妊娠反应、慢性胃病等引起的反胃吐食或干呕不止。
【出处】《本草纲目》。

头疼

菊花粥

【配方】菊花15克，粳米100克。

【做法】将粳米洗净后入锅，加适量清水熬粥，米熟后加入菊花再煮5分钟左右即成。

【用法】可每天吃1剂。最好在早饭时食用。

【功效】具有清肝火、散风热的功效，尤其适合有心烦易怒、面色赤红等症状的偏头痛患者使用。

【出处】《本草纲目》。

芹菜粥

【配方】连根芹菜12克，粳米250克。

【做法】将芹菜洗净，连根一起切碎。将粳米洗净后入锅，加适量清水熬粥，米熟后加入切好的芹菜再煮5分钟左右即成。

【用法】可每天吃1剂。

【功效】具有清热止痛的功效，尤其适合有心烦易怒、面色赤红等症状的偏头痛患者使用。

【出处】《本草纲目》。

颅痛饮

【配方】白芍、钩藤、川芎各30克，细辛15～18克，生石决明（先煎）60克。

【用法】水煎服，每日1剂。

【功效】平肝息风，活血止痛。主治血管性头痛。

【出处】《浙江中医杂志》。

三生散

【配方】生草乌、天南星、生白附子各30克，葱白7个，生姜40克。

【用法】将上药研末调匀，用纱布包好，放入锅内隔水蒸。热敷痛处，但

第一章 生活中的奇方妙治

勿敷眼。
【功效】温经通络，散寒止痛。主治偏头痛。
【出处】《四川中医》。

头痛散
【配方】天麻、当归、菊花、白芷、川芎、丹参、茯苓、白芍、蔓荆子各12克，红花、生地黄各10克，桃仁6克。
【用法】水煎服，每日1剂。
【功效】清热祛风，活血止痛。主治偏头痛。
【出处】《四川中医》。

活血止痛汤
【配方】当归10克，川芎35克，菊花12克，白芷、白芥子、香附、柴胡各3克，桃仁9克，甘草3克。
【用法】水煎服，每日1剂，分3次服。
【功效】行气活血，化痰止痛。主治偏头痛。
【出处】《陕西中医》。

盗汗、自汗

止汗粉
【配方】牡蛎粉、五倍子粉各等量。
【用法】调匀，撒布于出汗部位。
【功效】收敛止汗。主治自汗或盗汗。
【出处】《难症奇方妙用》。

玉屏风散
【配方】黄芪15克，白术10克，防风6克，党参10克，浮小麦20克，糯稻

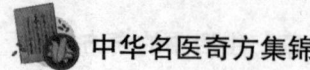中华名医奇方集锦

根15克，麻黄根10克，煅牡蛎（先煎）30克，大枣5枚，甘草6克。
【用法】水煎服，每日1剂。
【功效】益气固表。主治自汗为主，伴有盗汗，以头、颈、肩背尤为明显，动则益甚，神倦乏力，面色少华，肢端欠温，易患感冒。舌质淡，苔薄白，脉细弱。
【出处】《世医得效方》。

黄芪汤

【配方】黄芪9克，党参9克，白术9克，白芍9克，五味子9克，龙骨15克，牡蛎15克，浮小麦30克，大枣3枚，炙甘草3克。
【用法】水煎服，每日1剂。
【功效】益气固表。主治自汗、盗汗。
【出处】《儿科证治》。

桂枝汤加减

【配方】桂枝6克，白芍10克，生姜2片，大枣5枚，黄芪10克，浮小麦15克，糯稻根15克，煅龙骨（先煎）20克，甘草6克。
【用法】水煎服，每日1剂。
【功效】调和营卫。主治自汗为主，汗出遍身，微寒怕风，低热或不发热，神疲纳呆。舌质淡，苔薄白，脉缓。
【出处】《伤寒论》。

中暑

姜汁滴鼻

【配方】生姜适量。
【做法】将生姜洗净，不要去皮，捣烂，放入洁净的纱布袋中，绞取汁液。
【用法】将汁液滴入鼻中，每侧鼻孔5～7滴，15分钟滴1次，直至患者苏

第一章 生活中的奇方妙治

醒为止。
【功效】生姜中含有挥发油和姜辣素，具有健胃、解表、发散的作用。
【出处】《本草纲目》。

苦瓜茶
【配方】鲜苦瓜1个，绿茶3克。
【做法】切开苦瓜上端，去瓤，装入绿茶，挂于通风处阴干后，洗净外部，擦干，与茶叶一起切碎，混匀。
【用法】每次取10克，放入杯中或碗中，以沸水冲泡，盖严闷20～30分钟。不拘时代茶饮用。
【功效】苦瓜性寒、味苦，不仅能消暑消热、清凉解渴、解毒养颜等，还有提神降气、清心明目之功效。
【出处】《本草纲目》。

冬瓜汁
【配方】鲜冬瓜1个。
【做法】将冬瓜洗净，切成碎块，打成汁。
【用法】分顿饮服。
【功效】消暑，清热，除烦。治中暑后烦躁不安、口渴、尿黄，有清热利尿之作用。
【出处】《本草纲目》。

绿豆汤
【配方】绿豆适量。
【用法】水煎汤服。
【功效】清热解暑。主治中暑。
【出处】《难症奇方妙用》。

扁豆汤
【配方】扁豆15克，薏苡仁10克，莲叶梗30克，柳叶3克。

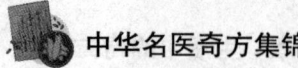 中华名医奇方集锦

【用法】水煎服。
【功效】健脾祛湿，解暑。用于中暑恢复期。
【出处】《新编单方验方大全》。

天生白虎汤
【配方】西瓜汁。
【用法】捣西瓜取汁，滤去滓，灌之即醒。
【功效】清解暑热。主治中暑。
【出处】《冯氏锦囊》。

宿醉

柠檬蜜汁
【配方】柠檬半个，蜂蜜2勺。
【做法】将柠檬用清水冲洗一下，表面抹上一层盐，轻轻搓洗表面，除掉上面的蜡，再用水冲洗干净，切成薄片放入杯内，加入蜂蜜，倒入适量温开水，搅拌均匀即可。
【用法】酒后频饮。
【功效】柠檬中的果酸能有效分解人体内的酒精，缓解酒后反胃、头晕的症状；能促进胃中蛋白分解酶的分泌，增加胃肠蠕动，解酒醒酒。蜂蜜中含有大多数水果里没有的果糖，可以促进酒精的分解吸收，有利于快速醒酒，解除饮酒后的头痛感。
【出处】《本草纲目》。

糖醋心里美萝卜
【配方】心里美萝卜300克，白糖20克，白醋10毫升，精盐2克。
【做法】把萝卜洗净去蒂，削去外皮，切为细丝，装入盘中，然后再撒上盐、白糖，倒入白醋，拌匀即可。

第一章 生活中的奇方妙治

【用法】饮酒时频食。
【功效】萝卜在我国民间有"小人参"之美称，萝卜中的维生素C可提高肝脏的功能，促进乙醇的分解；萝卜中的淀粉酶含量很高，能够帮助消化，加快乙醇的排泄；萝卜中含有大量的水分，可以稀释酒精的浓度。萝卜与糖、醋同食，解毒醒酒的效果更强。
【出处】《本草纲目》。

眩晕

黑芝麻米粥

【配方】黑芝麻25克，大米适量。
【做法】将黑芝麻捣碎，大米淘洗干净。二者同入锅，加水适量煮成粥。
【用法】经常佐餐食用。
【功效】可补肝肾，润五脏。主治老年体衰眩晕。
【出处】《本草纲目》。

葱白大枣汤

【配方】葱白7根，大枣15枚，白糖50克。
【做法】按常法煮汤服食。
【用法】每日1剂，睡前服下。
【功效】益气养血，祛风安神。主治神经衰弱所致的眩晕、失眠、烦躁不安等。
【出处】《本草纲目》。

第二章 常见病奇方妙治

感冒、发热

葱白生姜粥
【配方】糯米100克，葱白、生姜各20克，食醋30毫升。
【做法】先将糯米煮成粥，再把葱、姜捣烂下粥内沸后煮5分钟，然后倒入醋，立即起锅。趁热服下，上床覆被，15分钟后便觉胃中热气升腾，遍体微热而出小汗。
【用法】每日早、晚各1次，连服4次即愈。
【功效】发表解毒，祛风散寒。主治外感初起周身疼痛、恶寒怕冷无汗、脉紧，其效甚佳。
【出处】《本草纲目》。

白胡椒热汤面
【配方】白胡椒末、葱白各适量。
【做法】煮热汤面条1碗，加入葱白及胡椒末拌匀。
【用法】趁热吃下，盖被而卧，汗出即愈。
【功效】辛温解表，消痰解毒。主治风寒袭表引起的感冒。
【出处】《本草纲目》。

葱豉汤
【配方】连须葱白30克，淡豆豉10克，生姜3片，黄酒30毫升。
【用法】将葱白、淡豆豉、生姜加水500毫升煎沸，再加黄酒煎煮。热服，服后盖被取汗。

【功效】解表和中。主治外感风寒型流行性感冒。

【出处】《孟诜方》。

葱姜汤

【配方】葱白连须3~5根，生姜5片，红糖适量。

【用法】取上药，加水煎300毫升。顿服。

【功效】调和营卫，发表散邪。主治流行性感冒属外感风寒型。症见恶寒重，发热轻，无汗，流清涕，打喷嚏，咽痒，痰少色白。

【出处】《孟诜方》。

贫血

黑木耳枣汤

【配方】黑木耳15克，大枣15枚，冰糖10克。

【做法】将黑木耳、大枣用温水泡发并洗净，放入小碗中，加水和冰糖。将碗放锅中蒸约1小时。

【用法】1次或分次食用，吃枣、木耳，饮汤。

【功效】和血养荣，滋补强身。治贫血。

【出处】《本草纲目》。

鲜藕大枣

【配方】鲜藕100克，大枣7枚，红糖、粳米各适量。

【做法】加水适量，同煮粥。

【用法】可长期服用。

【功效】生血养血，滋补健身。

【出处】《本草纲目》。

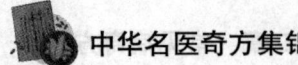

单味甘草汤

【配方】生甘草200克。

【做法】生甘草加水1000毫升同煎,先用武火煎沸后,改用文火续煎15分钟。

【用法】每日1剂,每剂煎服2次。

【功效】清热,解毒,退黄。主治蚕豆病(溶血性黄疸)急性发作属湿热内蕴型。症见身目橘黄,发热,小便短赤。舌质红、苔黄,脉弦。

【出处】《蚕豆中毒》。

小菟丝子丸

【配方】石莲肉60克,茯苓神30克,菟丝子150克,山药90克。

【做法】上药碾成粉末,打糊为丸,如梧桐子大。

【用法】每服50丸。

【功效】健脾,补肾。主治蚕豆病(溶血性黄疸)慢性期属脾肾两虚型。症见体倦神疲,腰膝酸软,面色无华。脉沉细。

【出处】《临床方剂丛书·心血管病血液病实用方》。

心悸

百合

【配方】百合60~100克,糖适量。

【做法】百合加糖水煎。

【用法】每日1剂,食百合,饮汤。

【功效】清心安神,清热除烦。适用于心悸。

【出处】《本草纲目》。

莲子龙眼汤

【配方】莲子、五味子各9克,龙眼(桂圆)肉15克,百合12克。

【做法】将上药以水煎煮,取药汁。

【用法】每日1剂。
【功效】适用于伴失眠、健忘等症的心悸。
【出处】《本草纲目》。

咳嗽

萝卜蜂蜜饮
【配方】白萝卜5片,生姜3片,大枣3枚,蜂蜜30克。
【做法】将白萝卜、生姜、大枣加适量水煮沸约30分钟,去渣,加蜂蜜再煮沸即可。
【用法】温热服下。每日1~2次。
【功效】萝卜味辛、甘,性凉,有清热生津、凉血止血、化痰止咳等作用,其醇提取物对革兰氏阳性菌有较强的抗菌作用;生姜是散风寒、止呕下气的常用药;大枣多和胃养血及调和药物使用;蜂蜜润燥止咳。本饮可起到散寒宣肺、祛风止咳的作用。
【出处】《本草纲目》。

百合蜜
【配方】百合60克,蜂蜜30克。
【做法】将百合洗净晾干,与蜂蜜拌匀,入锅隔水蒸熟。
【用法】分顿饮服。
【功效】百合味甘、微苦,性微寒,有润肺止咳、清心安神的作用,含淀粉、蛋白质、脂肪、多种生物碱、钙、磷、铁等成分。药理试验结果表明,百合煎剂对氨水引起的儿童咳嗽有止咳作用,并能对抗组胺引起的哮喘。与蜂蜜同用,加强其润肺止咳作用。
【出处】《本草纲目》。

香油煎鸡蛋
【配方】鸡蛋2个,香油、姜末、白糖各少许。

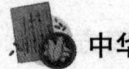中华名医奇方集锦

【用法】用香油煎鸡蛋，加入姜末、白糖各少许，服用。
【功效】治咳嗽。
【出处】《中医偏方大全》。

大柿子
【配方】大柿子若干个。
【用法】每天早上空腹吃1个大柿子。
【功效】治咳嗽。
【出处】《老年报》。

鼻炎

山药泥
【配方】山药150克，大枣10枚。
【做法】将山药切成小块，大枣去核，放入盘中，置火上蒸至山药软烂，捣成泥状食用。
【用法】每日1~2次，连续服用多日。
【功效】补益肺脾。主治慢性鼻炎属肺脾气虚、邪滞鼻窍型。症见交替性鼻塞、流稀涕，咳嗽痰稀气短，面色苍白，食欲欠佳，大便时溏，体倦乏力。
【出处】《本草纲目》。

丝瓜藤炖猪肉
【配方】丝瓜藤（取近根部位的）2~3米，瘦肉60克，盐少许。
【做法】将丝瓜藤洗净切段，猪肉切块，同放锅内加水煮汤。临吃时加盐调味。
【用法】饮汤，吃肉，5次为1个疗程，用1~3个疗程。
【功效】清热消炎，解毒通窍。主治慢性鼻炎急性发作、萎缩性鼻炎之鼻

流浓涕、脑重头痛。

【出处】《本草纲目》。

腰腿痛

狗骨头

【配方】狗骨头100克，生姜适量。

【做法】狗骨头砸碎炒黄，倒入500毫升白酒（是指50度以上的白酒）中，浸泡3日以上。

【用法】用生姜蘸酒擦患处，1日3次（最好带喝此酒1盅），用半个月可治愈。

【功效】主治骨质增生。

【出处】南京中医药大学教授经验方。

附片桂枝

【配方】附片10克，桂枝10克，山萸肉10克，白术10克，木香10克，天麻10克，生甘草10克，泽泻10克，狗脊10克，苡仁15克，茯苓12克，细辛5克。

【用法】水煎，分2次服。

【功效】主治慢性腰腿痛，如腰椎退变增生、腰肌劳损、腰椎间盘突出症、黄韧带肥厚引起的腰椎管狭窄，梨状肌综合征。胸腰椎结核、椎管内外的肿瘤，均应及早明确诊断，以免延误治疗。

【出处】南京中医药大学教授经验方。

熟地黄白术

【配方】熟地黄15克，白术12克，地龙12克，蒲黄（布包）10克，杜仲15克，牛膝12克，木瓜15克，补骨脂（盐水炒）15克，独活10克，当归15克，桃仁10克，附片（制）10克，红花6克，续断15克，

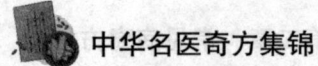 中华名医奇方集锦

威灵仙15克。
【用法】水煎，每日1剂，分3次服。
【功效】主治腰腿痛。
【出处】《难症奇方妙用》。

蒲黄威灵仙
【配方】熟地黄100克，白术30克，蒲黄30克，威灵仙21克，狗脊30克，当归60克，赤芍30克，土鳖虫15克，杜仲50克，青盐6克，牛膝30克，补骨脂30克，三七50克，地龙20克，元胡100克，淫羊藿30克，泽兰50克，续断30克，红花12克，穿山甲（炮珠）30克。
【用法】共研为细末，做为丸，每次6克，黄酒送服。
【功效】主治腰腿痛。
【出处】《难症奇方妙用》。

桑寄生独活
【配方】桑寄生、独活、怀牛膝、木瓜、续断、红花、杜仲、苡仁、海风藤、鸡血藤、当归、熟地黄。
【用法】水煎服，每日1剂。
【功效】祛风湿，益肝肾，舒筋络，利腰腿。主治脊背腰腿部麻痹、疼痛、肿胀，甚至肌肉萎缩不能行走者。
【出处】《中医偏方大全》。

牙痛

荜茇散
【配方】荜茇、高良姜、细辛、胡椒各等份。
【用法】将上药共研细末，过筛装瓶备用。牙痛时取药粉少许，塞入鼻孔

用力吸入。
【功效】温经散寒，通络止痛。主治龋齿牙痛，因冷加重，或口疮色白，周围不充血者。
【出处】《难症奇方妙用》。

竹叶石膏汤
【配方】竹叶15克，石膏30克，半夏9克，麦门冬15克，人参6克，炙甘草6克，粳米15克。
【用法】将上药加水煎煮，第一煎20分钟，第二煎15分钟，每煎350毫升，放温服用，早晨饭前、晚上临睡前服下。
【功效】清热生津，益气和胃。主治胃热内盛，阴津受伤，而致牙痛牙宣等症。
【出处】《伤寒论》。

清胃散
【配方】生地黄6克，当归身6克，牡丹皮9克，黄连6克，升麻9克。
【用法】作汤剂，水煎服，每日1剂。
【功效】清胃凉血。主治胃火牙痛。
【出处】《中医偏方大全》。

玉女煎
【配方】石膏9~15克，熟地黄9~30克，麦冬6克，知母5克，牛膝5克。
【用法】水煎服，煎七分，温服或冷服。
【功效】清胃热，滋肾阴。主治胃热阴虚之牙痛。
【注意事项】大便溏泻者，不宜用本方。
【出处】《景岳全书》。

清香散
【配方】川芎、藁本各30克，防风、羌活各6克，细辛9克，香白芷30克，甘草15克。

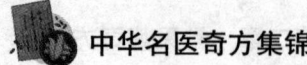

【用法】上为细末。每服9克,每日2次,食后用清茶调服。如痛甚者,加黑锡丹30粒。

【功效】祛风散寒止痛。主治风冷牙痛。

【出处】《普济方》。

翘荷汤

【配方】薄荷4.5克,连翘4.5克,生甘草3克,黑栀皮4.5克,桔梗9克,绿豆皮6克。

【用法】将上药以水400毫升,煮取200毫升,顿服之。每日2剂,甚者每日3剂。

【功效】清热肃肺止痛。主治燥气化火上灼齿牙而致疼痛者。

【出处】《温病条辨》。

黑豆煮酒

【配方】黑豆60克,黄酒200毫升。

【做法】将黑豆洗净后晾干,浸入黄酒内,12小时后一同置于砂锅,文火煮至豆烂,取汁频频漱口。

【用法】每日3次。

【功效】消肿止痛。主治实火牙痛。症见牙龈红肿、疼痛、得冷痛减,口渴喜饮,口臭,便秘及牙龈出血等。

【出处】《本草纲目》。

白菜根疙瘩

【配方】白菜根疙瘩1个。

【做法】将白菜根疙瘩洗净,捣烂后用纱布挤汁。

【用法】左牙痛滴汁入左耳,右牙痛滴汁入右耳。

【功效】清热,散风。主治风火牙痛。

【出处】《本草纲目》。

冰糖水

【配方】冰糖100克。
【做法】清水1碗放入锅内,下冰糖煮溶,至只剩半碗水即成。
【用法】1次饮完,每日2次。
【功效】清热,润肺。主治虚火上升引起的牙痛。
【出处】《本草纲目》。

牙周炎

干葛防风汤

【配方】干葛、防风、石膏各10克,甘草3克。
【用法】水煎服。每日1剂。
【功效】疏风清热止痛。主治外感风热而致牙痛等。
【出处】《症因脉治》。

白虎汤

【配方】知母18克,石膏30~45克,炙甘草6克,粳米18克。
【用法】上药以水1升,煮米、煎药得汤200毫升,分3次温服。每日1剂。
【功效】清热生津。主治阳明热盛。症见身热有汗,烦渴,牙痛,牙周肿痛,口疮等。
【出处】《伤寒论》。

泻心汤

【配方】大黄10克,黄连、黄芩各5克。
【用法】上药以水800毫升,煮炖得250毫升,顿服。每日1剂。
【功效】泻火解毒,燥湿泄热。主治三焦积热,邪火上升而致牙齿疼痛、牙龈红肿、舌肿或痛,或口疮等症。
【注意事项】因药物黄寒之性较强,故中病即止,不可多服。

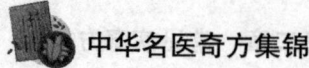 中华名医奇方集锦

【出处】《金匮要略》。

泻黄散

【配方】藿香叶20克,山栀3克,石膏15克,甘草90克,防风120克。
【用法】将上药锉碎,用酒、蜜微炒香。每次取3~6克,用水200毫升,煎至100毫升,温服汤汁,每日2次。
【功效】泻脾胃伏火。主治脾胃伏火循经上炎而致牙龈肿胀、牙齿疼痛诸症。
【出处】《小儿药证直诀》。

头癣

木鳖子

【配方】生木鳖子适量。
【做法】上药加水浸泡数天,再入锅煎煮,去渣。
【用法】剃发后温洗头部。
【功效】解毒,消肿止痛。主治头癣。
【出处】《难症奇方妙用》。

生姜

【配方】鲜生姜适量。
【用法】将生姜捣烂如泥,加温,涂患处,每日2~3次。
【功效】抗菌止痒。主治头癣。
【出处】《难症奇方妙用》。

大蒜猪油

【配方】大蒜50克,猪油或蓖麻油适量。
【用法】将大蒜捣成泥状,加蓖麻油或猪油调和,搽患处。

【功效】杀菌消毒。主治头癣。
【出处】《中医偏方大全》。

雄黄
【配方】雄黄5克,氧化锌10克,凡士林85克。
【用法】调成药膏,外搽患处,每日2次。
【功效】解毒杀虫。主治头癣。
【出处】《中医偏方大全》。

体癣

明矾白凤仙花
【配方】明矾6克,白凤仙花12克。
【用法】上药研细调匀,涂在患处。
【功效】解毒杀虫,燥湿止痒。主治体癣。
【出处】《中医偏方大全》。

土槿皮百部
【配方】土槿皮30克,百部30克,蛇床子15克,酒精240毫升。
【用法】上药浸泡3天,过滤取液,每日1~2次,外涂患处。
【功效】杀虫止痒。主治体癣。
【出处】《中医偏方大全》。

蚌壳
【配方】煅蚌壳、五倍子各60克,冰片少许。
【用法】上药共为细末,用植物油调敷患处。
【功效】清热化湿,祛风杀虫。主治体癣。
【出处】《难症奇方妙用》。

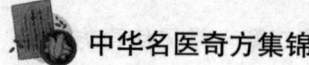
中华名医奇方集锦

龙眼核

【配方】龙眼核、醋各适量。

【用法】将龙眼核去外黑壳，取内核，磨醋，取汁敷于患处。

【功效】消炎止痒。主治体癣。

【出处】《难症奇方妙用》。

土大黄

【配方】鲜土大黄、醋各适量。

【用法】将鲜土大黄切片浸醋，搽患处。

【功效】清热解毒，止血祛瘀。主治体癣。

【出处】《难症奇方妙用》。

手足甲癣

百部根酒

【配方】百部根50克，白酒500毫升。

【用法】将百部根炒至焦黄，入酒浸泡，5日后取用。每次15毫升，空腹饮之，每日3次。

【功效】滋阴清热，杀虫止痒。主治手足癣各型。

【出处】《实用药酒精选》。

三妙汤加味

【配方】苍术、黄柏、川牛膝、木瓜各10克，大青叶、赤小豆各12克，鱼腥草15克，生甘草6克。

【用法】水煎服，每日1剂。

【功效】清热燥湿，祛风解毒。主治足癣湿热下注型。

【出处】《四肢躯干皮肤病诊疗选方大全》。

养血润肤饮加减

【配方】丹参、地肤子、白鲜皮、当归、白芍、皂角刺、桃仁、防风各10克，熟地黄、何首乌、天花粉各12克。

【用法】水煎服，每日1剂。

【功效】养血润燥，祛风止痒。主治手癣血虚生燥者。

【出处】《四肢躯干皮肤病诊疗选方大全》。

苏木浸洗

【配方】苏木、蒲公英、钩藤各30克，防风、防己、川椒、黄芩、白矾各15克。

【用法】水煎，外洗。

【功效】解毒消肿，止痛收敛。主治足癣浸渍糜烂型。

【出处】《中国中医秘方大全》。

神经性皮炎

木槿皮

【配方】木槿皮、蛇床子、百部根各30克，五倍子24克，密陀僧18克，轻粉6克。

【用法】将上药共研细末，用时以皂角水洗患处，再以醋调药粉成糊状，敷于患处，每日1次。

【功效】疏肝清热，疏风止痒。主治神经性皮炎。

【出处】《中国中医秘方大全》。

细辛

【配方】细辛、良姜、官桂各1.5克，95%酒精100毫升，甘油适量。

【用法】将前3味药研成细末，入酒精中浸泡1周，过滤后加入适量甘油即成。用此药涂患处，每日2次。

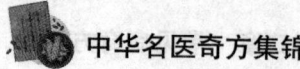
中华名医奇方集锦

【功效】温经散寒，通脉止痒。主治神经性皮炎。
【出处】《中医偏方大全》。

生薏苡仁

【配方】生薏苡仁、珍珠母各30克，干地黄、白鲜皮各15克，当归、川芎、赤芍、防风、荆芥、五味子各10克。
【用法】水煎服，每日1剂。
【功效】疏肝清热，疏风止痒。主治神经性皮炎。
【出处】《难症奇方妙用》。

山楂

【配方】山楂适量。
【用法】将山楂捣烂取汁，涂搽于患处，每日3次。
【功效】杀菌，散瘀，止痒。主治神经性皮炎。
【出处】《难症奇方妙用》。

急性扁桃体炎

急性扁桃体炎1方

【配方】生石膏（先煎）25克，玄参10克，板蓝根10克，儿茶5克。
【用法】水煎待温，分次服。
【功效】清热解毒，利咽消肿。主治小儿急性扁桃体炎。
【出处】《中药方剂大全》。

急性扁桃体炎2方

【配方】金银花15克，大青叶15克，板蓝根5克，锦灯笼6克，桔梗6克，甘草6克，牛蒡子6克，玄参6克，牡丹皮6克，赤芍10克，马勃5克，青蒿15克，薄荷6克，蒲公英10克，黄芩6克。

【用法】水煎服，每日1剂。
【功效】解毒清热，散瘀消肿。主治小儿急性扁桃体炎。症见发热，咽喉肿痛，扁桃体肿大，充血明显，或有分泌物。舌质红或舌尖边红，苔薄黄或黄厚，脉数。
【出处】《中药方剂大全》。

清咽汤

【配方】银花30克，野菊花30克，蒲公英30克，射干15克，紫花地丁15克，板蓝根30克，玄参15克，桔梗15克，蝉衣6克，甘草6克。
【用法】每煎加水600毫升，武火煎15~20分钟，取汁，频频呷服，日服1剂，连服5天。
【功效】清热解毒，消肿止痛。主治急性扁桃体炎。
【出处】《湖南中医杂志》。

消蛾汤

【配方】金银花10克，黄芩、连翘各5克，鱼腥草9克，芦根、蝉蜕、荆芥、柴胡各6克，木蝴蝶、生大黄（后下）各3克。
【用法】每日1剂，连服3剂。
【功效】疏风清热泻火，解毒消肿利咽。主治小儿急性扁桃体炎。症见咽痛，吞咽困难，伴有发热乳蛾肿大、表面脓点或有小脓肿，精神食欲欠佳，大便干结等。
【出处】《山东中医杂志》。

口腔溃疡

珍宝散

【配方】珍珠9克，硼砂、青黛各3克，冰片1.5克，黄连、人中白各6克。
【用法】上药共为细末。每次取0.2克搽患处，每日2次。
【功效】清热消肿，祛腐敛疮。主治口舌生疮，疼痛而影响饮食者。

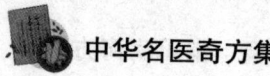 中华名医奇方集锦

【出处】《丹台玉案》卷三。

柳花散
【配方】黄柏（净末）30克，青黛9克，肉桂3克，冰片0.6克。
【用法】上为细末，共再研，瓷瓶收贮。每用少许，吹之。
【功效】清热降火。主治虚火所生之口疮，色淡而有白斑细点者。
【出处】《外科正宗》卷四。

辰砂定痛散
【配方】软石膏（煅）30克，胡黄连0.6克，辰砂1.5克，冰片0.6克。
【用法】上药共为细末。每次取0.2克涂于口疮处，每日3次。
【功效】清热解毒，消肿止痛。主治口疮伴身热口渴，大便干燥，小便黄赤者。
【出处】《外科大成》。

黄连升麻散
【配方】升麻45克，黄连23克。
【用法】上药为末。每次取3～4克含服或开水冲服，每日3次。
【功效】清热解毒。主治口疮伴口气热臭者。
【出处】《千金要方》。

胃痛

生姜大枣汤
【配方】生姜60克，大枣12枚，红糖适量。
【做法】将生姜洗净切片，大枣洗净，共置锅内，加水炖熟，调入红糖饮服。
【用法】每日1剂。
【功效】温中散寒，和胃降逆，止痛。适用于胃寒疼痛。

【出处】《本草纲目》。

🎀 玫瑰花白砂糖膏
【配方】玫瑰花100克，白砂糖300克。
【做法】将玫瑰花捣碎，与白砂糖混匀，置阳光下，待糖融化后服用。
【用法】每次10克，每日3次。
【功效】本方适用于胃痛，消化不良，肺结核咯血。此膏长期食用，具有强身健体、和脾健胃、润肤美容之功效。
【出处】《本草纲目》。

腹泻

🎀 人参煨猪肚
【配方】猪肚1个，人参15克，干姜6克，葱白7根，糯米150克。
【做法】将猪肚洗净，葱折去须切段，糯米洗净，与人参、干姜一起放入猪肚内，用线缝合。砂锅内加水，将猪肚放入锅内，先用武火烧沸，撇去汤面上的浮沫，再改用文火煮至极烂。
【用法】趁热服用，可久服。
【功效】可治疗脾胃虚寒之胃脘冷痛、食欲不振、大便泄泻等症状。
【出处】《本草纲目》。

🎀 莲子粥
【配方】莲子、糯米各10克，红糖1匙。
【做法】莲子用开水泡胀，削皮去心，倒入锅内，加水，小火先煮半小时备用。再将糯米洗净，倒入锅内，加水，旺火煮10分钟后倒入莲肉及汤，加糖，改用小火炖半小时即可。
【用法】作早餐或下午点心吃。
【功效】补中燥湿，健脾暖胃，止泻敛汗，安神固精。适用于胃寒怕冷、

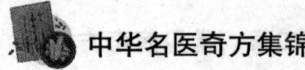 **中华名医奇方集锦**

遇冷则泻、睡眠不佳的患者。
【出处】《本草纲目》。

芡实莲枣汤
【配方】芡实15克,莲子12克,红枣5枚。
【用法】水煎服,每日1剂。
【功效】健脾益气,和胃止泻。主治脾虚久泻。
【出处】《中医单方验方选》。

白术车前煎剂
【配方】土炒白术30克,车前子(包)15克。
【用法】水煎服,每日1剂。
【功效】健脾益气,利水止泻。主治水泻。
【出处】《中医单方验方选》。

咽喉痛

鲜藕绿豆粥
【配方】鲜藕片50克,绿豆、粳米各30克,白糖适量。
【做法】先煮绿豆至数沸,加入粳米共煮半熟,加入鲜藕片煮至粥熟,加糖服用。
【用法】每日服用3次。
【功效】甘滑可口,具有清热凉血、利咽除烦、生津止渴的功用。
【出处】《本草纲目》。

雪梨白莲粥
【配方】雪梨3个,白莲10克,粳米50克。
【做法】雪梨去皮、核,切薄片,先以清水适量煮雪梨,继入白莲,煮熟烂后备用。将粳米煮粥，熟后掺入雪梨白莲搅匀，加糖适量，晾温服之。

【用法】早、晚各服1次。

【功效】味甘鲜美适口，具有清利咽喉、清热除烦、养阴润燥的功效。

【出处】《本草纲目》。

口腔溃疡

含蒜片

【配方】生大蒜1瓣。

【做法】将生大蒜去皮后，切成2片，含于口中。若同时含服1~2片维生素B，则效果更佳。当大蒜片含到全无辣味时，嚼一下，以略觉有点辣味而又不感到难受为度。

【用法】每天上、下午各含1次，每次含0.5~1小时。

【功效】扩张微血管，促进血液循环、唾液分泌，有益于消化。用治咽痛、牙痛及口腔溃疡等症。

【出处】《本草纲目》。

苹果汁

【配方】苹果250克，胡萝卜200克。

【做法】洗净，绞汁，混合均匀。

【用法】分2~3次服。

【功效】治疗口腔溃疡、口腔炎。适用于热病初起，口舌生疮，口腔糜烂。

【出处】《本草纲目》。

黄连升麻汤

【配方】黄连3克，升麻9克。

【做法】取上药，加水500毫升煎，先用武火煎沸，再改用文火煎30分钟。

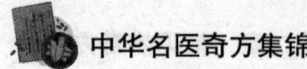

【用法】药汁1次服完,每日1剂。
【功效】清热泻火。主治口腔溃疡属心脾积热型。症见口内疼痛,口渴,口臭,尿短黄,便秘;口疮数量多,周围充血明显。舌红,苔黄,脉数。
【出处】《千金要方》。

二辛汤

【配方】细辛9克,生石膏30克。
【做法】取上药,加水500毫升,先用武火煎沸,再改用文火煎30分钟。
【用法】药汁1次服完,每日1剂。
【功效】清热泻火。主治口腔溃疡属心脾积热型。症见口内疼痛,口渴,口臭,尿短黄,便秘;口疮数量多,周围充血明显。舌红,苔黄,脉数。
【出处】《景岳全书》。

哮喘

姜糖陈酒膏

【配方】生姜、冰糖各500克,陈酒500毫升。
【做法】将生姜洗净切丝,与酒共煎,沸后20分钟加入冰糖,用筷子不停地搅拌,直至呈膏状为止。
【用法】以温开水冲服。小儿患者每日清晨服1匙,成人每顿饭前服1匙。
【功效】温肺化痰,止咳定喘。主治支气管哮喘寒喘。
【出处】《本草纲目》。

白果蜂蜜

【配方】白果(即银杏)20克,蜂蜜适量。
【做法】将白果炒去壳,取仁加水煮熟,捞出放入碗内,加蜂蜜调匀。

【用法】饭前服食。
【功效】益肾固肺,滋阴润燥。主治支气管哮喘,老人体虚气喘,肺结核咳嗽等。
【出处】《本草纲目》。

芍药甘草散
【配方】白芍30克,甘草15克。
【做法】按比例共研为细末。
【用法】每次30克,服药时加开水100~150毫升,煮沸3~5分钟,澄清温服。
【功效】缓急解痉。主治支气管哮喘。症见咳嗽气喘,喉中痰鸣或哮鸣有声,咳不畅等。
【出处】《芍药甘草散治疗哮喘》。

胃下垂

蜂蜜韭菜花
【配方】韭菜花150克,蜂蜜500克。
【做法】将韭菜花捣烂,与蜂蜜混合成糊状。
【用法】每次用20~30克,开水冲服。每日2~3次,空腹服。
【功效】补虚健胃。主治胃下垂。
【出处】《本草纲目》。

蓖麻子膏
【配方】蓖麻子仁、五倍子各1.5克。
【做法】将上药共研成细末,水调成糊状。
【用法】敷于疼痛中心处,再用胶布固定。贴后每日早、晚用热水袋熨5~10分钟,第4天早晨揭去膏药。休息1天,如法再贴第2个疗程。
【功效】益气和胃。适用于胃下垂。

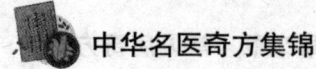

【出处】《本草纲目》。

痔疮

香蕉粥
【配方】香蕉250克，大米50克，水适量。
【做法】香蕉去皮，同大米一同放入锅中，加水适量，煮成粥。
【用法】每日早晚服用。如治便秘，可在粥中加点香油。
【功效】清热，解毒，润肠。适用于痔疮出血、大便燥结者。
【出处】《本草纲目》。

清蒸茄子
【配方】茄子1～2个，香油、盐各适量。
【做法】将茄子洗净，放入碟内，隔水蒸熟后取出，加香油、盐。
【用法】佐餐食。
【功效】止痛，消肿。适用于内痔发炎肿痛、初期内痔便血、痔疮便秘等症的辅助治疗。
【出处】《本草纲目》。

五倍子汤熏洗法
【配方】五倍子、朴硝、桑寄生、莲房、荆芥各30克。
【用法】药物加水煮沸，先熏后洗，或用药液作热湿敷。
【功效】活血止痛，收敛消肿。主治内痔及内痔脱出或伴脱肛者。
【出处】《疡科选粹》。

苦参汤熏洗法
【配方】苦参60克，蛇床子30克，白芷15克，金银花30克，菊花60克，黄柏15克，地肤子15克，大菖蒲9克。

【用法】药物加水煮沸，先熏后洗，或用药液作热湿敷。
【功效】活血止痛，收敛消肿。主治内痔及内痔脱出或伴脱肛者。
【出处】《疡科心得集》。

白癜风

无花果叶
【配方】鲜无花果数个，无花果叶100克。
【做法】取成熟的鲜无花果，每天空腹吃3个。另取鲜无花果叶水煎，浓缩成30毫升。
【用法】用棉球蘸无花果叶水煎液，擦涂白癜风处，同时晒太阳10～20分钟。
【功效】清湿热，解疮毒，消肿止痛。可用于治疗白癜风。
【出处】《本草纲目》。

芝麻胡桃仁饮
【配方】胡桃仁500克，黑芝麻300克。
【做法】分别放入小石磨中，边倒边磨，磨成泥状，混匀，储存备用。每次取50克，均匀倒入有400毫升豆浆的锅中，煮沸后加入适量白糖。
【用法】每日早、晚各服1碗。
【功效】常服有温补肺肾、补气养血和祛风的功效。
【出处】《本草纲目》。

肾结石

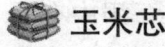 玉米芯
【配方】玉米芯10个。

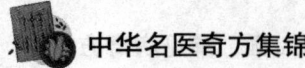

【做法】加水适量,煎20分钟。
【用法】取汁当茶饮。
【功效】治肾结石。
【出处】《本草纲目》。

草珊瑚汤
【配方】草珊瑚30克。
【做法】以水煎煮。
【用法】每日1剂,分2次服。亦可用酒泡服。
【功效】治肾结石。
【出处】《本草纲目》。

泌尿系结石

八正散
【配方】车前子、瞿麦、萹蓄、滑石、山栀、甘草梢、木通、制大黄各9克,灯心草2克。
【用法】水煎服,每日1剂。
【功效】清热利湿,通淋排石。主治肾结石、输尿管结石、膀胱结石属湿热蕴结型。
【出处】《太平惠民和剂局方》。

化石汤
【配方】熟地黄30克,山茱萸、茯苓、玄参各15克,薏苡仁、泽泻、麦门冬各8克。
【用法】水煎,每日1剂,于饭前1小时分3次温服。
【功效】养阴清热,利尿通淋。主治肾阴虚有热之尿出困难,溺中有砂石,疼痛欲死,用尽气力始得溺出而后快。舌质红,脉细数。

第二章 常见病奇方妙治

【出处】《辨证录》。

排石冲剂
【配方】连钱草、关木通、冬葵子、石韦、车前子、瞿麦、滑石、徐长卿、忍冬藤、甘草。
【用法】冲剂，每袋10克。每次1袋，每日3次，开水冲服。
【功效】利尿，通淋，排石。主治下焦湿热所致的肾结石、输尿管结石、膀胱结石等泌尿系结石症。症见尿出困难，茎中痛引小腹。
【注意事项】服药期间，多做体位运动，加速结石排出。坚持用药，宜多饮水。孕妇慎用。
【出处】江苏省药品标准。

疝气

天台乌药散
【配方】天台乌药18克，木香、炒小茴、青皮各6克，高良姜9克，川楝子12克，巴豆10克，槟榔9克。
【用法】水煎服，每日1剂。
【功效】温化寒湿，疏肝理气。主治寒凝肝脉，气机阻滞所致小肠疝气。症见少腹痛引睾丸，喜暖畏寒。舌淡，苔白，脉沉迟或弦。
【出处】《医学发明》。

补中益气汤
【配方】黄芪15克，党参12克，白术、当归各10克，陈皮、炙甘草各6克，升麻、柴胡各3克。
【用法】水煎服，每日1剂。
【功效】补中益气。主治腹外疝气属虚下陷型。
【出处】《脾胃论》。

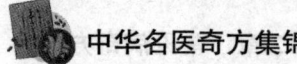中华名医奇方集锦

暖肝煎

【配方】当归、枸杞子各9克,乌药、小茴香、茯苓、生姜各6克,沉香、肉桂各3克。

【用法】水煎服,每日1剂。

【功效】温补肝肾,行气逐瘀。主治腹外疝属肝肾阴寒型。症见少腹冷痛,疝气痛,下元虚冷,四肢冷。舌淡苔白,脉沉迟。

【出处】《景岳全书》。

干丝瓜瓢方

【配方】干丝瓜瓢烧末。

【用法】每服6克,热黄酒下。

【功效】治疝气。

【出处】《难症奇方妙用》。

扁桃体炎

黑木耳

【配方】黑木耳10克。

【做法】将木耳焙干,研成末。

【用法】用小细管向喉内吹木耳末。

【功效】凉血止血,润燥生肌。主治扁桃体炎。

【出处】《本草纲目》。

梨汁蜂蜜饮

【配方】梨3个,蜂蜜50克。

【做法】将梨洗净,去皮、核,捣烂取汁,兑入蜂蜜,加适量冷开水调匀。

【用法】徐徐饮服,每日1剂,连服3~5日。

【功效】清热解毒，润肺利咽。主治急性扁桃体炎。
【出处】《本草纲目》。

青光眼

龙胆泻肝汤
【配方】龙胆草20克，炒栀子12克，黄芩9克，木通4克，车前子15克，柴胡20克，泽泻12克，丹皮12克，生甘草6克。
【做法】取上药，加水500毫升，煎沸。
【用法】取药汁分2次服，每日1剂。
【功效】泻肝胆实火，清热解毒。主治急性闭角型青光眼发作期属肝胆火炽者。症见发病急剧，剧烈眼痛及同侧头痛，混合充血，角膜雾状混浊，眼压明显升高。
【出处】《中医偏方大全》。

五苓散
【配方】茯苓9克，猪苓9克，白术6克，泽泻12克，桂枝6克。
【做法】取上药，加水500毫升，煎沸。
【用法】取药汁分2次服，每日1剂。
【功效】温肾通阳，化气利水。主治慢性青光眼属肝肾亏虚者。症见眼压升高，视乳头凹陷扩大，色苍白，视野缺损。
【出处】《伤寒论》。

活血减压汤
【配方】地龙12克，红花10克，赤芍15克，茯苓30克，益母草、车前子各20克。
【用法】水煎，分2次温服，每日1剂。
【功效】活血化瘀，利水通络。主治原发性青光眼。

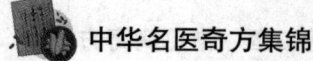

【出处】《辽宁中医杂志》。

加减驻景丸

【配方】车前子、枸杞子、五味子各90克，当归、熟地黄各60克，川椒、楮实子各30克，菟丝子250克。
【用法】水煎服，每日1剂，分2次服。
【功效】补益肝肾。主治肝肾亏虚所致青风内障。
【出处】《银海精微》。

鼻窦炎

苍芩汤

【配方】苍耳子12克，黄芩18克，辛夷花10克，防风15克，甘草6克。
【做法】取上药，加水800毫升同煎。先用武火煎沸，再改用文火煎30分钟。
【用法】药汁1次服完，每日1剂。5天为1个疗程。
【功效】清热解毒，疏风通窍。主治急、慢性鼻窦炎。
【出处】《苍芩汤治疗鼻渊28例报告》。

白芷黄芩汤

【配方】白芷30克，黄芩30克。
【做法】取上药，加水800毫升同煎。先用武火煎沸，再改用文火煎30分钟。
【用法】药汁1次服完，每日1剂。
【功效】清热通窍。主治鼻窦炎属肝经郁热型。症见鼻塞，头痛较甚，涕多色黄或浊。身热口渴，大便干燥。鼻黏膜充血明显、肿胀，鼻腔内可见较多脓性分泌物。舌红、苔黄腻，脉弦数。
【出处】《白芷黄芩汤治疗额窦炎》。

第二章 常见病奇方妙治

🎁 肾气丸

【配方】熟地黄24克，炒山药12克，山茱萸12克，泽泻12克，茯苓12克，牡丹皮15克，官桂9克，炮附子6克，川牛膝9克，车前子9克。

【用法】水煎服，每日1剂，分2次服。

【功效】温补肾阳，散寒通窍。主治鼻窦炎属肾阳虚衰型。症见鼻涕清稀，量多不止，鼻塞，嗅觉减退，鼻痒，喷嚏时作，每遇风冷则症状加重。

【出处】《济生方》。

🎁 通窍活血汤

【配方】桃仁12克，红花9克，赤芍12克，川芎12克，老葱3根，生姜9克，大枣5枚，麝香0.3克，黄酒250毫升。

【用法】将前7味煎1盅，去滓，将麝香入酒内再煎二沸，临卧服。

【功效】活血化瘀，解毒除渊。主治鼻窦炎属气血瘀阻型。症见鼻涕白黏或黄稠，鼻塞较甚，头昏沉闷痛，痛无定时，迁延不愈。

【出处】《医林改错》。

慢性鼻炎

🎁 黄芩汤

【配方】黄芩12克，栀子15克，桑白皮15克，连翘15克，薄荷6克，荆芥12克，赤芍12克，麦冬12克，桔梗6克，甘草6克。

【用法】水煎服，每日1剂，分2次服。

【功效】清热散邪，宣肺通窍。主治肺经蕴热，壅塞鼻窍。症见鼻甲肿胀，鼻塞，涕黄量少，鼻气灼热。

【出处】《医宗金鉴》。

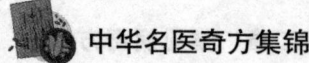

温肺止流丹

【配方】诃子6克，甘草6克，桔梗18克，鱼脑骨（煅过，存性）15克，荆芥9克，细辛35克，人参12克。

【用法】将上药研细末，糊丸，每服5克，每日2次。

【功效】温补肺气，散寒通窍。主治鼻窒病因肺气虚寒所致。症见鼻塞不通，鼻涕白浊，遇风寒加重。

【出处】《辨证录》。

苍耳散

【配方】苍耳子7.5克，辛夷15克，白芷30克，薄荷1.5克。

【用法】将上药晒干，研为粗末，每次取6克，食后用葱茶调服。亦可以原药不研末，水煎服，每日1剂。

【功效】疏风散热，宣肺通窍。主治风热外袭，肺气失宣而致鼻窒。

【出处】《济生方》。

过敏性鼻炎

甘草干姜汤

【配方】甘草12克，干姜6克。

【做法】取上药，加水800毫升同煎。先用武火煎沸，再改用文火煎30分钟。

【用法】药汁1次服完，每日1剂。

【功效】温中益气。主治过敏性鼻炎属肺脾气虚型。症见鼻痒而喷嚏连作，清涕量多，四肢乏力，易感冒，大便溏薄。舌淡、苔白，脉细弱。

【出处】《补土暖金治鼻鼽》。

固卫冲剂

【配方】生黄芪30克，炒白术10克，防风10克，干姜10克，炙甘草20克，

【做法】上药煎煮,浓缩,制成冲剂。
【用法】分3小包,分3次冲服。以上为1日量。
【功效】温补脾肺,通利鼻窍。主治过敏性鼻炎属脾气虚弱型。症见鼻痒而喷嚏连作,清涕量多,四肢乏力,大便溏薄。舌淡、苔白,脉细弱。
【出处】《辨证论治为主治疗过敏性鼻炎80例》。

四物汤

【配方】当归10克,白芍10克,川芎8克,熟地12克。
【做法】取上药,加水800毫升同煎,先用武火煎沸,再改用文火煎30分钟。
【用法】药汁1次服完,每日1剂。
【功效】养血息风。主治过敏性鼻炎属血虚型。症见鼻痒而喷嚏连作,头晕乏力,鼻甲淡白。舌淡、苔白,脉细弱。
【出处】《和剂局方》。

慢性咽炎

增液汤

【配方】玄参30克,麦冬24克,生地24克。
【做法】取上药,加水800毫升同煎。先用武火煎沸,再改用文火煎30分钟。
【用法】药汁1次服完,每日1剂。
【功效】养阴润燥利咽。主治慢性咽炎属阴虚肺燥型。症见咽喉干疼、灼热,多言之后症状加重,呛咳无痰,频频求饮,而饮量不多,午后及黄昏时症状明显。咽部充血呈暗红色,黏膜干燥或有萎缩,或有淋巴滤泡增生。舌红、苔薄,脉细数。
【出处】《增液汤加味治疗慢性咽炎32例小结》。

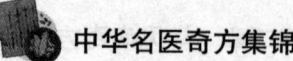

滋阴利咽汤

【配方】玄参9克,麦冬9克,野菊花9克,胖大海6克,甘草6克。

【做法】取上药,加水500毫升同煎。先用武火煎沸,再改用文火煎30分钟。

【用法】药汁1次服完,每日1剂。

【功效】滋阴利咽。主治慢性咽炎属阴虚肺燥型。症见咽喉干疼、灼热,多言之后症状加重,频频求饮,而饮量不多,午后及黄昏时症状明显。咽部充血呈暗红色,黏膜干燥或有萎缩,或有淋巴滤泡增生。舌红、苔薄,脉细数。

【出处】《滋阴利咽汤治疗慢性咽炎》。

清咽饮

【配方】胖大海2克,天门冬2克,麦门冬2克,乌梅2克,丹参2克。

【做法】取上药,加水500毫升同煎。先用武火煎沸,再改用文火煎30分钟。

【用法】药汁1次服完,每日1剂。

【功效】养阴清热,生津活血。主治慢性咽炎属阴虚肺燥型。症见咽喉干疼、灼热,多言之后症状加重,呛咳,频频求饮。

【出处】《自拟清咽饮治疗小儿慢性咽炎》。

慢性扁桃体炎

四君子汤

【配方】党参10克,白术6克,茯苓10克,甘草3克。

【做法】取上药,加水500毫升同煎。先用武火煎沸,再改用文火煎30分钟。

【用法】药汁1次服完,每日1剂。

【功效】补中益气，温养脾胃。主治慢性扁桃体炎属脾气虚弱型。症见咽部不适，微痒或干燥，或有异物感，咳痰色白，面色少华，声音低怯，神疲乏力，食少，便溏。扁桃体肿大，充血较轻或不充血，挤压时有少许脓液。舌质淡胖、苔白润，脉细弱。

【出处】《四君子汤治疗小儿慢性扁桃体炎20例》。

甘桔元射汤

【配方】甘草6克，桔梗6克，元参3克，射干3克。

【做法】取上药，加水500毫升同煎。先用武火煎沸，再改用文火煎30分钟。

【用法】药汁1次服完，每日1剂。

【功效】养阴清热，利咽。主治慢性扁桃体炎属肺肾阴虚型。症见咽部干燥，灼热，微痛不适。干咳少痰，手足心热，精神疲乏，或午后低热，颧赤，扁桃体暗红、肿大，或有少许脓液附于表面。舌红、苔薄，脉细数。

【出处】《四圣悬枢》。

咽异感症

越鞠丸

【配方】苍术10克，香附10克，川芎10克，神曲10克，山栀10克。

【做法】取上药，加水500毫升同煎。先用武火煎沸，再改用文火煎30分钟。

【用法】药汁1次服完，每日1剂。

【功效】行气解郁。主治梅核气属肝郁气滞型。症见咽中梗阻感，嗳气频频，吞酸呕吐，胁下胀痛，嗳气后稍舒。舌苔薄白，脉弦。

【出处】《丹溪心法》。

甘麦大枣汤

【配方】甘草10克，小麦15克，大枣10枚。

【做法】取上药，加水500毫升同煎。先用武火煎沸，再改用文火煎30分钟。

【用法】药汁1次服完，每日1剂。

【功效】养心安神，补脾益气。主治梅核气属心脾气虚型。症见咽中异物感，不思饮食，口中无味，面白神疲，少气懒言，或时时悲伤欲哭，夜寐不实，易惊醒或惶恐不安，小便清长，大便清薄。舌淡、苔白，脉弱。

【出处】《金匮要略》。

四七汤

【配方】半夏10克，茯苓10克，紫苏叶6克，厚朴9克。

【做法】取上药，加水500毫升同煎。先用武火煎沸，再改用文火煎30分钟。

【用法】药汁1次服完，每日1剂。

【功效】行气开郁，降逆化痰。主治梅核气属痰气互结型。症见喉中如有痰或其他异物感，咽之不下，吐之不出。时作嗳气，呃逆，恶心，泛泛欲吐，胸脘胀满。舌苔薄、白腻，脉弦滑。

【出处】《太平惠民和剂局方》。

上呼吸道感染

苏杏丸

【配方】苏叶10份，杏仁5份。

【做法】共为细末，水泛为丸或打成片剂。

【用法】每服10克，日服2～3次，温水送服。

【功效】发汗解表，止咳平喘。主治风寒性流感、感冒。症见恶寒、咳嗽者。

第二章 常见病奇方妙治

【出处】《土单验方选编》。

败毒散
【配方】柴胡6克，前胡6克，太子参6克，川芎6克，枳壳6克，茯苓6克，桔梗6克，羌活5克，独活5克，薄荷3克，生姜3片。
【用法】水煎服，每日1剂。
【功效】扶正祛邪，祛风解表，开肺降气。主治病毒性上呼吸道感染。
【出处】《小儿药证直诀》。

流感合剂
【配方】板蓝根30克，鱼腥草30克，茵陈蒿30克，贯众15克，虎杖15克，牛蒡子10克，黄连10克，薄荷（后下）10克。
【用法】每日1剂，水煎服。
【功效】清热解毒，利咽消肿，疏风利湿。主治病毒性上呼吸道感染。
【出处】《四川中医》。

一马煎
【配方】一枝黄花50克，马鞭草50克。
【用法】每日1剂，水煎服。
【功效】疏风清热，解毒消肿，活血散瘀。主治病毒性上呼吸道感染。
【出处】《福建中医药》。

慢性气管炎

白凤仙花猪心
【配方】白凤仙花适量，新鲜猪心1个，少量黄酒。
【做法】取白凤仙花一大把，用水洗净；用新鲜猪心，不要血。把白凤仙花从各条心脏血管中塞进猪心，用筷子捣实，直至装满到血管

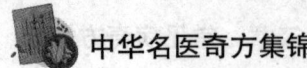

口，放清水和少量黄酒，盛在砂锅内煮熟。

【用法】空腹服汤，吃猪心，连吃4～5个即愈。

【功效】治慢性气管炎。

【出处】《老病号治病绝招》。

气管灵丸

【配方】川贝、栝楼仁（去油）、黄芪各25克，枇杷叶、陈皮、乌梅各12克，杏仁（炒）、半夏、桔梗、百部、诃子肉、桑白皮、五味子、麦冬、天门冬、地龙各9克，细辛、干姜、莱菔子、枳壳、葶苈子、黄芩、甘草各6克。

【做法】以上药物混合，过120目筛粉碎，用干热及射线方法消毒灭菌，制成重6克的蜜丸。

【用法】每日2次，每次2丸，饭后半小时温开水送服。

【功效】治慢性气管炎。

【出处】《当代中医师灵验奇方真传》。

冰糖炖草莓

【配方】草莓60克，冰糖30克。

【做法】将草莓洗净，置碗内，加冰糖，放锅内隔水蒸熟。

【用法】每日吃3次，一般3天可愈。

【功效】治气管炎干咳。

【出处】《现代家庭药膳》。

支气管炎

腌橘皮生姜

【配方】橘皮、生姜各适量。

第二章　常见病奇方妙治

【做法】取新鲜橘皮（干陈的亦可，但用保鲜防腐剂处理过的不宜）洗净，用清水浸泡1天左右，或用沸水泡半小时，用手捻几遍，挤干黄色的苦水，再以冷开水洗涤，把水挤干，切成细丝，在阳光下晾晒。取鲜生姜（与橘皮等量或2∶1）洗净，晾干切成丝，与橘皮丝相混合，然后加食盐和甜豆豉拌匀，装入陶瓷罐或玻璃瓶内摁紧，加盖密封，腌制两三天即可食用。

【用法】当佐餐小菜。

【功效】治支气管炎。

【出处】《中医偏方大全》。

冰糖橘子蒸水

【配方】橘子2个，冰糖适量。

【做法】将橘子放在一个瓦罐里（每次剥2个橘子），加入水和适量的冰糖，用文火隔水蒸。水烧开后，再蒸5分钟左右，关火。

【用法】连水带橘子肉喝光吃光。每天上午、下午各1次。

【功效】治支气管炎。

【出处】《中医偏方大全》。

黑豆猪腰

【配方】猪腰子1对，黑豆150克，红枣15克，橘子皮1块。

【做法】以上材料加水2升，慢火煮3个小时。

【用法】吃猪腰子、黑豆和枣，分4天吃完，每天吃3次。把猪腰子、黑豆和枣分成12等份，每次吃一份就温热一份，其余的放在阴凉处，防止变质变味。

【功效】治气管炎干咳。

【出处】《难症奇方妙用》。

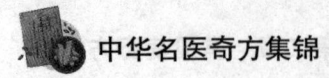

慢性支气管炎

砀山酥梨加冰糖

【配方】砀山酥梨2千克,冰糖500克。

【做法】砀山酥梨2千克,去皮后,把梨肉削成小片,加冰糖500克,放在铝盆里,入笼蒸100分钟,即可服用。

【用法】每日早、晚各1次,8天服完。

【功效】治老慢支。

【出处】《难症奇方妙用》。

清肺化痰健脾汤

【配方】鱼腥草30克,黄芩9克,薏苡仁30克,贝母9克,杏仁9克,桑白皮15克,丹参15克,茯苓12克,炒白术12克,甘草6克。

【做法】水煎服。

【用法】每日1剂,分2次服。

【功效】清肺化痰,健脾燥湿。主治慢性支气管炎继发感染,咳嗽、气喘、发热、咳吐黄痰。

【出处】《浙江中医杂志》。

芎桃丹汤

【配方】川芎6克,桃仁10克,丹参10克,紫菀10克,补骨脂10克,半夏10克。

【做法】水煎服。

【用法】每日1剂,分2次服。

【功效】温补脾肾,活血化痰。主治慢性支气管炎,咳喘痰多不能平卧、胸闷。

【出处】《新中药》。

平喘汤

【配方】重楼15克,黄芩15克,全栝楼15克,马兜铃15克,石韦15克,广地龙15克，穿山龙15克，百部15克，青黛10克，海蛤粉10克，法半夏10克，橘红10克，麻黄10克。

【做法】水煎服。

【用法】每日1剂，分2次服。

【功效】清热化痰，镇咳平喘。主治慢性支气管炎。

【出处】《难症奇方妙用》。

哮喘

木鳖子、桃仁敷足心

【配方】木鳖子、桃仁（炒）、杏仁各10克，白胡椒7粒，鸡蛋1个。

【做法】前4味研成粉末，用鸡蛋清调匀。

【用法】人静卧，两脚平放，敷在双脚心15小时。

【功效】治哮喘病。

【出处】《老病号治病绝招》。

喝蜂蜜

【配方】蜂蜜。

【用法】冲饮，每天早、晚各喝1匙。

【功效】治哮喘病。

【出处】《难症奇方妙用》。

灵芝酒

【配方】灵芝10支，好酒500毫升。

【做法】泡制后放阴处1周即可服用。

【用法】每日2~3次，每次1小盅，饭后服用。

【功效】治慢性支气管炎哮喘。

【出处】《难症奇方妙用》。

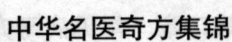 中华名医奇方集锦

橘皮

【配方】新鲜橘皮（干陈的亦可）。

【做法】取新鲜橘皮洗净，用清水浸泡1天左右，或用沸水浸泡半小时，用手挤干黄色的苦水，再以冷开水洗涤挤干，直到没有苦涩味，然后切成细丝，加入少许食盐拌匀（适当加入鲜姜丝更好），装入罐或瓶中摁实盖紧，腌制2天后即可食用。

【用法】随意服食。

【功效】治哮喘。

【出处】《中医偏方大全》。

蜂蜡

【配方】蜂蜡、红皮鸡蛋、香油。

【做法】将蜂蜡50克放在锅内，打入鸡蛋（根据自己的饭量，能吃几个打几个），蛋熟马上放一勺香油（以防大便干燥），出锅即吃。

【用法】每早空腹服用。

【功效】治哮喘病。

【注意事项】服此药方不吃早饭。多喝开水，以免大便干燥。7天为1个疗程，休息3天，再服。

【出处】《老年保健报》。

肺炎

白头翁汤

【配方】白头翁16克，黄连6克，黄柏6克，秦皮9克。

【做法】将上药水煎服。

【用法】每日1剂，分早、晚2次服。

【功效】发汗解表，止咳平喘。主治大叶性肺炎。症见高热汗出，气促痰鸣，痰色铁锈，口渴喜冷饮，大便干结。舌红，苔黄腻，脉弦数。

第二章 常见病奇方妙治

【出处】《伤寒论》。

活肺汤
【配方】丹参30克,毛冬青30克,桃仁15克,赤芍15克,牡丹皮15克,生地黄20克,川芎10克,柴胡9克,红花9克,枳壳9克,甘草6克。
【做法】将上药水煎服。
【用法】每日1剂,分早、晚2次服。
【功效】活血化瘀,清热化痰。主治病毒性肺炎。症见发热,头痛,乏力,咳嗽咳黄痰,胸闷气急,发绀。舌暗红,苔黄腻,脉滑数。肺听诊可闻及湿性啰音。
【出处】《新中医》。

清肺化痰汤
【配方】银花12克,连翘12克,薄荷(后下)6克,荆芥6克,杏仁10克,冬瓜仁12克,生苡仁12克,桃仁6克,黄芩10克,浙贝母10克,芦根20克。
【做法】先将药物用水浸泡30分钟,再在火上煎30分钟。每剂煎2次,将2次药液混合。
【用法】每日1剂,早、晚分服。
【功效】清热化痰。主治肺炎。
【出处】《难症奇方妙用》。

肺脓肿

百合固金汤
【配方】百合24克,款冬花9克,天门冬12克,麦门冬12克,干生地18克,川贝母9克,桑白皮9克,枇杷叶6克,百部草6克,白及3克,黄芩3克。

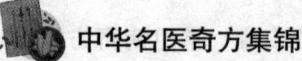 中华名医奇方集锦

【做法】水煎服。
【用法】头煎宜晚上食远服，二煎次晨服。连服2～3剂，症状见轻后可隔日1剂。
【功效】润肺止嗽，清热化痰。主治肺痈及虚痨咳嗽症。
【出处】《难症奇方妙用》。

苡仁槟榔粥

【配方】薏苡仁400克，槟榔50克。
【做法】共为粗末，加适量蜂蜜调成粥状，置锅内蒸熟。
【用法】每次50～100克，白开水送服，每日服3次。儿童用量酌减。
【功效】排脓解毒，宽胸理气。主治肺痈。症见咳嗽，咯黄绿色脓痰或带血，呼吸困难，胸胁疼痛，发热烦躁，口渴等。
【出处】《难症奇方妙用》。

肺痈方

【配方】金荞麦根茎250克。
【做法】金荞麦根茎加清水或黄酒1250毫升，密封蒸煮3小时，得净汁1000毫升，加防腐剂备用。分为水剂与酒剂2种。一般肺脓疡采用水剂。当肺脓疡病情迁移，脓包不易破溃，临床表现高热持续，臭脓痰排不出或排不尽时，则以酒剂为佳。
【用法】每次40毫升，每日3次。小儿酌减。
【功效】清热解毒，排脓祛瘀。主治急性肺脓肿。
【出处】江苏省南通市第三人民医院方。

李鸣皋验方

【配方】苇茎、冬瓜仁、薏仁各20克，桃仁9克，贝母、鱼腥草各15克，黄芩10克。
【用法】水煎服。
【功效】清热解毒，化痰排脓。主治肺脓疡、肺痈。症见咳嗽，发热，

第二章 常见病奇方妙治

胸痛。

【出处】《全国名老中医验方选集》。

支气管哮喘

复方石英冲剂

【配方】重楼15克，旋覆梗15克，麻黄9克，紫石英30克，白石英30克，皂荚3克，生甘草8克。

【做法】将上药浓煎成膏，和入珍珠层粉3克，制成冲剂，分成4包。

【用法】每日服2～3次，每次1包。哮喘发作时加服1包，连服2周为1个疗程。

【功效】温肺平喘。主治哮喘，对寒喘型及过敏型疗效显著。

【出处】《上海中医药杂志》。

哮喘外熨散

【配方】白芥子40克，紫苏子40克，莱菔子40克，生姜5片，食盐250克。

【做法】将上药焙干，混合并共研细末，炒热至50℃左右，装入薄纱布袋，扎紧袋口。

【用法】在患儿背部两侧肺区及腋下来回熨烫，30～40分/次，每日2～3次。1剂药可连续使用2日。每次治疗前，药末必须经过再加热。

【功效】温肺化痰平喘。主治小儿顽固性咳喘。

【出处】《广西中医药》。

虫草芪枣汤

【配方】冬虫夏草10克，黄芪12克，大枣10枚，猪肺1具。

【做法】取猪肺（不落水）与诸药清水炖烂，饮其汤，食其肺。

【用法】每于哮喘发作先兆时用。

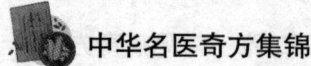中华名医奇方集锦

【功效】补肾纳气平喘。主治哮喘。
【出处】《难症奇方妙用》。

治哮灵

【配方】地龙5克，麻黄2.5克，苏子、僵蚕各1.5克，射干、侧柏叶、黄芩、贝母各2克，白鲜皮、刘寄奴、甘草、苦参、细辛、橘红、冰片各0.5克。
【做法】将上药经科学方法浓缩制成糖衣片，每片含生药0.25克。
【用法】每日3次，3岁以内每次2～4片，4～6岁每次4～6片，6～12岁每次6～8片，12岁以上每次8～10片。10日为1个疗程，一般服1个疗程。
【功效】清热解毒，宣肺平喘。主治小儿哮喘。
【出处】《中西医结合杂志》。

高血压病

育阴助阳方

【配方】熟地黄15克，桑寄生15克，麦冬15克，巴戟天15克，杜仲15克，山萸肉12克，肉苁蓉12克，党参15克，桂枝10克。
【用法】水煎服，每日1剂。
【功效】育阴温阳，补肾益精。主治高血压病属肾精不足、阴阳两虚型。症见眩晕、心慌气短，神疲健忘，夜尿频多，腰膝酸软，胸闷作呕，阳痿遗精，畏寒肢冷，面色苍白，肢体浮肿。舌质淡嫩、少苔。
【出处】《中国名医名方》。

益心健脑汤

【配方】黄芪30～60克，葛根15～30克，桑寄生15～30克，丹参20～40

克，生山楂9~15克，川芎6~9克。
【用法】水煎服，每日1剂，分2~3次温服。
【功效】益气活血。主治高血压病属气虚血瘀型。
【出处】《中国名医名方》。

双降汤

【配方】黄精20克，首乌20克，山楂15克，菊花10克，草决明15克，丹参5克，桑寄生20克，豨莶草15克，泽泻20克。
【用法】水煎服，每日1剂。
【功效】补益肝肾，活血泄浊。主治高血压病、高脂血症属肝肾阴虚、痰浊阻滞型。
【出处】《中国名医名方》。

八味降压汤

【配方】何首乌15克，白芍12克，当归9克，川芎5克，炒杜仲18克，黄芪30克，黄柏6克，钩藤30克。
【用法】水煎服，每日1剂。
【功效】益气养血，滋阴降火。主治高血压病。症见阴血亏虚，头痛、眩晕，神疲乏力，耳鸣心悸等。
【出处】《中国名老中医药专家学术经验集》。

高脂血症

清利湿热方

【配方】葛根20克，川芎12克，菊花15克，生地黄15克，丹参12克，泽泻15克，草决明20克，陈皮10克，茯苓10克，忍冬藤20克，全栝楼30克。

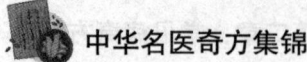 中华名医奇方集锦

【用法】水煎服。
【功效】清利湿热。主治高脂血症属湿热内蕴、浊气上扰者。
【出处】《名义方证真传》。

通冠降脂汤
【配方】生黄芪20克，丹参20克，炒白术15克，生首乌15克，生山楂15克，荷叶5克，泽泻15克，枸杞子10克，川芎10克，红花5克，草决明30克。
【用法】水煎服。
【功效】益气通痹，活血化瘀。主治高脂血症、冠心病。症见胸闷，气短，腹胀，心烦，四肢作胀，腰腿酸痛等。
【出处】《名义方证真传》。

降脂通脉饮
【配方】制首乌、金樱子、决明子、生苡仁各30克，茵陈、泽泻各24克，生山楂18克，柴胡、郁金各12克，酒军6克。
【用法】每日1剂，用水500毫升文火煎至250毫升，分2次服。每2周为1个疗程。
【功效】滋阴降火，通脉泄浊。主治高脂血症、冠心病属肝肾阴虚、痰瘀阻络者。症见胸痛心悸，头痛，不寐，多梦，纳少，便秘溲赤。舌红、苔白，脉弦细。
【出处】《中华名医名方薪传·心血管病》。

激浊扬清滋阴方
【配方】枸杞子15克，熟地黄15克，何首乌15克，桑寄生15克，黑芝麻10克，葛根20克，泽泻15克，山楂15克。
【用法】水煎服。每日1剂，分早、晚2次服。
【功效】滋阴养肝，化浊生津。主治高脂血症属阴虚浊泛者。症见血脂高，但形体瘦削，头晕耳鸣，口干腰酸，少寐健忘。舌红，脉细。
【出处】《中华名医名方薪传·心血管病》。

慢性胃炎

加味香苏饮
【配方】香附10克，橘皮10克，枳壳10克，炒鸡内金5克，香橼皮10克，佛手5克，大腹皮10克，砂仁5克，焦三仙各10克，木香6克。
【用法】水煎服，每日1剂。
【功效】调气和胃，疏肝止痛。主治慢性胃炎。症见胃胀多气，时伴隐痛，反复发作，食后脘胀尤甚，不思饮食。
【出处】《中国名老中医经验集萃》。

平胃散
【配方】苍术15克，厚朴9克，陈皮9克，甘草4克，生姜3片，大枣2枚。
【用法】水煎服，每日1剂。
【功效】燥湿运脾，行气和胃。主治慢性胃炎。症见脘腹胀满，不思饮食，恶心呕吐，嗳气吞酸或口苦无味，肢体倦怠，胸闷气短，大便溏薄。舌淡胖，苔白腻而厚。
【出处】《太平惠民和剂局方》。

蜂巢
【配方】蜂巢5克，鸡蛋1个。
【用法】每次取蜂巢，放在嘴里慢慢细嚼，然后咽下，每天2～3次，空腹服最好。或者将蜂巢放在热锅中，与鸡蛋一起炒熟吃。
【功效】治慢性胃炎。
【出处】《当代中医师灵验奇方真传》。

蒲公英白及
【配方】蒲公英（全草）25克，白及10克。
【用法】水煎2次混合，分早、中、晚3次饭后服。
【功效】治疗慢性胃炎。
【出处】《当代中医师灵验奇方真传》。

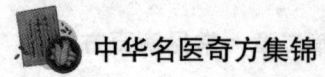

胃与十二指肠溃疡

金延桔槟汤加减
【配方】金铃子10克，延胡索5克，香附10克，青陈皮各5克，枳壳10克，黄连2.5克，吴茱萸1.5克，乌贼骨10克，煅瓦楞12克，佛手片5克，炒五灵脂10克。
【用法】水煎服，每日1剂。
【功效】调血和气，疏肝止痛。主治十二指肠球部溃疡，证属肝胃不和、气血瘀阻者。症见胃脘疼痛、呕吐酸水，空腹痛甚，口渴干苦，纳差，大便结、小便黄。舌边紫，苔中心黄腻，脉弦。
【出处】《中国名老中医经验集萃》。

温胆汤加味
【配方】竹茹20克，生姜10克，法半夏10克，茯苓16克，陈皮10克，生甘草6克，炒枳壳10克，元胡10克，川楝子10克。
【用法】水煎服，每日1剂。
【功效】清化痰热，行气止痛。主治胃溃疡，证属痰热郁阻者。症见胃脘胀闷疼痛，饥时减轻，食后加重，不喜按压，时有恶心、嘈杂、腹胀、口苦、不思饮、大便干溏不调。舌苔黄白相间而厚腻，脉滑。
【出处】《中国名老中医经验集萃》。

化瘀生肌汤
【配方】五灵脂6克，当归、延胡索各10克，没药5克，黄芪12克，珍珠末（冲服）0.3克，冬虫夏草2克。
【用法】水煎服，每日1剂，10天为1个疗程。如症状得到控制改服粉剂，每次服6克，早、午、晚饭前各服1次，3个月为1个疗程。
【功效】活血化瘀，益气生肌。主治胃、十二指肠溃疡。
【出处】《北京中医》。

第二章 常见病奇方妙治

🎀 鸡蛋壳乌贼粉

【配方】鸡蛋壳2份,乌贼骨1份。

【做法】将以上材料微火烘干研细,过细粉筛,装瓶备用。

【用法】每次服1匙,每天服2次,以温开水送服。

【功效】治胃及十二指肠溃疡。

【出处】《农家科技》。

急性胃肠炎

🎀 葛根芩连汤

【配方】葛根15克,甘草6克,黄芩9克,黄连9克。

【用法】水煎服,每日1剂,早、晚分服。

【功效】解表清里。主治急性胃肠炎,属表证未解,里热甚者。症见身热汗出,泻下急迫,气味臭秽,肛门灼热,胸脘烦热,口渴。舌红苔黄,脉数或促。

【出处】《伤寒论》。

🎀 藿香正气散

【配方】大腹皮、白芷、紫苏、茯苓各5克,半夏曲、白术、陈皮、厚朴、苦桔梗各10克,藿香15克,炙甘草12克,生姜3片,大枣1枚。

【用法】水煎服。

【功效】解表化湿,理气和中。主治急性胃肠炎,外感风寒、内伤湿滞证。症见脘腹疼痛,上吐下泻,泄泻清稀,甚如水样,或伴恶寒发热,头痛。舌苔白腻。

【出处】《太平惠民和剂局方》。

🎀 连朴饮

【配方】制厚朴6克,姜川连、石菖蒲、制半夏各3克,炒香豉、焦栀子各

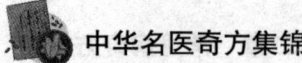 中华名医奇方集锦

9克，芦根60克。
【用法】水煎温服。
【功效】清热化湿，理气和中。主治急性胃肠炎，湿热并重者。症见上吐下泻，胸脘痞闷，心烦躁扰，小便短赤。舌苔黄腻，脉滑数等。
【出处】《霍乱论》。

木香槟榔丸
【配方】木香、槟榔、青皮、陈皮、莪术、黄连各3克，黄柏、大黄各5克，炒香附子、牵牛各10克。
【用法】水煎服。
【功效】行气导滞，攻积泄热。主治急性胃肠炎，属湿热食积者。症见脘腹痞满胀痛，嗳腐酸臭，泻下黏腻臭秽，里急后重。舌苔黄腻，脉沉实等。
【出处】《儒门事亲》。

胃下垂

补中益气汤
【配方】黄芪18克，炙甘草9克，人参6克，当归3克，橘皮、升麻、柴胡各6克，白术9克。
【用法】水煎服，每日1剂。
【功效】补中益气，升阳举陷。主治胃下垂。
【出处】《脾胃论》。

枳术汤
【配方】枳实30克，白术30克。
【用法】水煎服。
【功效】益气健脾，行气消痞。主治胃下垂。症见脘腹胀满隐痛，嗳气、

纳少。舌淡，苔薄腻，脉细。
【出处】《金匮要略》。

柴平汤
【配方】柴胡、枳实、黄芩、法半夏、厚朴、陈皮、苍术各10克，大黄6克，白芍、蒲公英、芦根各15克，甘草5克。
【用法】水煎服，每日1剂，分早、晚服，15天为1个疗程。疗程结束后，间隔3天，再进行下1个疗程，共治疗3个疗程。
【功效】清热燥湿，行气止痛。主治胃下垂。症见形体消瘦，脐下隆起，胃脘部痞满，灼热痛牵引两胁肋，小腹坠胀。舌质红、苔黄腻，脉弦细滑。
【出处】《湖南中医杂志》。

调中益气汤
【配方】黄芪45克，人参（另煎）、升麻各9克，苍术、木香各30克，橘皮12克，甘草6克。
【用法】水煎服，每日1剂，15天为1个疗程。疗程结束后，停药3天，再进行第2个疗程。治疗期间忌食生冷辛辣刺激食物。此外，药渣趁热用布包外敷于胃脘部，同时自行按顺、逆时针方向各按摩15分钟，力量要适中，每天2次。
【功效】调中益气，行气降逆。主治胃下垂。
【出处】《新中医》。

脂肪肝

三花茶
【配方】玫瑰花、金银花、茉莉花各10克。
【做法】将上述3药洗净，沥干，混匀待用。取沸水200毫升，冲入放花的

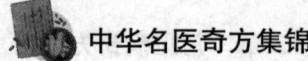

杯中，加盖闷泡10分钟。
【用法】每日1剂，代茶饮。
【功效】疏肝理气。主治脂肪肝属肝郁气滞型。症见胁肋胀痛，胸脘不舒，时欲太息，恶心纳呆，腹胀乏力。舌淡、苔薄，脉弦。
【出处】《妙用中药丛书·肝胆病》。

肝硬化

软肝汤
【配方】生大黄6～9克，桃仁9克，丹参9克，地鳖虫3～9克，鳖甲9克，炮山甲9克，黄芪9～30克，白术15～60克，党参9～15克。
【用法】水煎服，每日1剂。
【功效】活血化瘀，软肝散结，益气健脾。主治早期肝硬化，轻度腹水。
【出处】临床中医家姜春华。

软肝煎
【配方】太子参30克，白术15克，云苓15克，川萆薢10克，楮实子12克，菟丝子12克，鳖甲（先煎）30克，土鳖虫（研末，冲服）3克，丹参18克，甘草6克。
【用法】水煎服，每剂药煎2次，日服2次。
【功效】健脾护肝，化症软坚。主治早期肝硬化。
【出处】《中国名老专家学术经验集》。

苍牛防己汤
【配方】苍术、白术、川牛膝、怀牛膝、汉防己、大腹皮各30克。
【用法】水煎服，每日1剂，早晚分服。可连服2～3周。
【功效】健脾疏肝，活血利水。主治肝硬化腹水。症见腹胀尿少，面色灰暗，下肢水肿。舌暗红、苔薄白，脉弦细数。

【出处】《当代名老中医临证荟萃（第一册）》。

消水丹
【配方】甘遂10克，枳实15克，沉香10克，琥珀10克，麝香0.15克。
【做法】将上药共研细末，装空心胶囊，每次4粒。
【用法】隔日1次，兑大枣汤空心平旦吞服。
【功效】行气利水。主治肝硬化腹水。症见胁下痞块胀痛，腹胀，小便短少，大便秘结。
【出处】《当代名老中医临证荟萃（第一册）》。

急性肾小球肾炎

益母草茅根汤
【配方】白茅根、白花蛇舌草、益母草、车前草各30克。
【做法】上方分2次煎，合两煎药液浓缩约150毫升。
【用法】分3次空腹服，日2次、夜1次。
【功效】清热解毒，活血利水。主治急性肾小球肾炎。
【出处】《名医名方录（第四辑）》。

宣肺靖水饮
【配方】荆芥10克，连翘15克，僵蚕10克，蝉衣10克，生黄芪15克，防风10克，生白术10克，石韦30克，生地黄10克，炙鸡内金5克，生甘草3克。
【做法】每日1剂，头煎、二煎药液合并共约400毫升。
【用法】分早、晚2次于饭后1小时温服。症状缓解取得疗效后，可守原方隔日服1剂。或以上方剂量比例研末为丸，分早、晚2次，于饭后各取6~9克吞服，以资巩固。尿蛋白持续消失3个月停药。

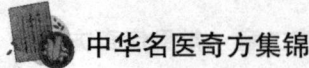中华名医奇方集锦

【功效】宣肺祛风,扶正洁源。主治急性肾炎。症见尿蛋白长期不消失,反复感冒,咽痛,面肢浮肿。舌苔薄,脉细或浮细。
【出处】《名医名方录(第四辑)》。

疏风利水汤

【配方】金银花、连翘、茯苓、玄参、石斛、六一散(滑石6份,甘草1份,共研细末混匀)各9克,苡仁12克,芦根30克,桃仁、红花各3克。
【用法】每日1剂,水煎分服。
【功效】疏风清热,和络渗利。主治急性肾炎。症见眼睑浮肿,精神萎靡,口干欲饮。脉细。
【出处】《中华当代名医妙方精华》。

芳化清利汤

【配方】白花蛇舌草30克,连翘15克,黄芩10克,蝉蜕10克,牛蒡子20克,佩兰10克,苍术20克,薏苡仁30克,白茅根30克,益母草30克,萆薢20克,牛膝15克,陈皮6克。
【用法】水煎服,每日1剂。
【功效】清热利湿,祛风解毒。主治急性肾小球肾炎属湿热证。
【出处】《河北中医》。

慢性肾小球肾炎

资肾益气汤

【配方】生晒参(药汤炖)10克,黄芪30克,车前子20克,茯苓皮30克,杜仲20克,地骨皮15克,泽泻15克。
【做法】水400毫升,先浸药10分钟,煎20分钟,去药渣,用药汤炖生晒参10分钟。

【用法】分2次服。
【功效】扶正祛邪,益气养阴。主治慢性肾炎属气阴两虚者。
【出处】《中华当代名医妙方精华》。

益气化瘀补肾汤
【配方】生黄芪30克,淫羊藿20克,石韦15克,熟附子10克,川芎10克,红花10克,全当归10克,川续断10克,怀牛膝10克。
【用法】本方须用益母草90~120克,煎汤代水煎药。
【功效】益气化瘀,温阳利水,补肾培本。主治慢性肾炎日久,肾气亏虚,络脉瘀滞,气化不行,水湿潴留,肾功损害,缠绵不愈者。
【出处】《中华当代名医妙方精华》。

健脾温运汤
【配方】党参、山药、茯苓、薏苡仁、川椒、当归、白芍、神曲各9克,干姜、法半夏、陈皮各6克,鸡内金3克,大枣5枚。
【用法】每日1剂,水煎分服。
【功效】健脾化湿,温中助运。主治慢性肾炎。症见腰酸,神疲乏力,脘痛纳少,恶心欲吐,口多黏涎。苔白腻,脉细。
【出处】《中华当代名医妙方精华》。

加减参苓白术散
【配方】党参、薏苡仁各15克,黄芪20克,茯苓皮25克,白术、山药、牛膝、猪苓、桂枝各12克,甘草4克。
【用法】每日1剂,水煎分服。
【功效】健脾化湿利水。主治慢性肾炎属脾虚湿阻证。症见面色㿠白,或面色萎黄不华,身重倦怠,胸闷纳呆,气短自汗,大便时溏,小便短少。舌边有齿印,苔白腻,脉缓弱。
【出处】《中华当代名医妙方精华》。

风湿性关节炎

清热宣痹汤

【配方】生石膏30克,知母10克,生甘草5克,桂枝10克,防己15克,忍冬藤30克,天花粉30克,威灵仙30克,豨莶草15克,黄柏12克。

【做法】上药中先煎石膏,约半小时后,将其余药物一起兑入,再煎半小时取服。每剂煎2次。

【用法】日服1剂,分2次温服。如病情严重,可日服2剂,分4次服用。

【功效】清热通络,宣痹胜湿。主治风湿性关节炎急性期(热痹)。症见高热,关节肿痛,口渴。苔白腻或黄腻。

【出处】《名医名方录(第四辑)》。

五桑四藤防己汤

【配方】桑叶10克,桑白皮10克,桑枝15克,桑葚子12克,桑寄生10克,钩藤10克,鸡血藤15克,忍冬藤15克,天仙藤15克,防己10克。

【用法】每日1剂,水煎分服。

【功效】清热除湿,舒筋活络。主治风湿性关节炎属阴虚血热或久服辛燥走窜之品致阴液亏虚者。症见风湿性痹痛,骨节酸楚。脉弦细,舌苔白滑。

【出处】《名医方证真传》。

调湿方

【配方】地骨皮30克,羚羊骨18克,薏苡仁30克,云苓皮30克,桑枝30克,威灵仙15克,白茅根18克,生石膏30克,鸡血藤30克,穿破石30克,接骨木30克。

【做法】将上药用冷水浸泡30分钟,文火煎30分钟,取汁约300毫升。

【用法】日服2次,每次150毫升。每日或隔日1剂。

【功效】清热利湿,活血祛风,通络止痛。主治风湿性关节炎属湿热痹阻经脉,气血运行不畅者。症见大关节红肿热痛,伴有全身酸困,发热,烦渴,纳差,尿黄,便干。舌质红,苔黄腻,脉弦数。

【出处】《中华临床医学研究杂志》。

独活寄生汤
【配方】独活15克，寄生40克，秦艽15克，防风15克，细辛（后下）3克，川芎15克，当归15克，熟地黄20克，白芍40克，桂枝20克，茯苓15克，杜仲15克，川牛膝20克，党参20克，甘草10克。
【用法】水煎早、晚温服，疗程15~30天。
【功效】祛风除湿，散寒止痛，扶正祛邪。主治慢性风湿性关节炎，表现为肌肉、关节酸痛、麻木、重着、屈伸不利，每遇潮湿或气候变化疼痛加重。舌质淡红、苔薄白，脉弦。
【出处】《中华中西医学杂志》。

类风湿性关节炎

加减痛风方
【配方】生麻黄10克，川桂枝10克，制苍术10克，熟附片10克，防风10克，防己10克，威灵仙10克，制南星10克，桃仁10克，红花10克，鸡血藤15克，全蝎3克，露蜂房15克，雷公藤15克。
【做法】水煎，首次煎煮时间不少于45分钟。
【用法】每日1剂，每剂煎服2次。
【功效】祛风宣湿，化痰消瘀。主治类风湿性关节炎。症见手指、足趾关节肿胀疼痛，甚则强硬变形，张口不利，或伴四肢关节肿痛。舌苔淡薄微腻，脉象细弦带涩。
【出处】《名医名方录》。

热痹饮
【配方】当归12克，黄芩9克，连翘12克，忍冬藤12克，生苡仁24克，防风12克，防己12克，海桐皮12~15克，生甘草12~15克。

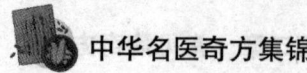中华名医奇方集锦

【做法】水煎，每剂煎2次，上午煎头煎，下午煎二煎，煮开煎半小时。
【用法】每次煎成1小碗，饭后1小时服，每日1剂。
【功效】清热利湿，宣痹通络。主治类风湿性关节炎属湿热为主、风寒为兼，寒热虚实错杂，气血流通不畅的热痹证者。
【出处】《名医名方录（第四辑）》。

乌头细辛汤

【配方】黄芪60克，白术、枸杞、豨莶草各30克，制川乌、制草乌、红花各12克，生石膏50克，知母20克，制乳香、制没药、秦艽各15克。
【做法】每日1剂，浓煎2次，每剂药煎1小时，煎取药液300毫升。
【用法】日服3次，每次100毫升，饭后温服。
【功效】清热祛风，散寒止痛，攻补兼施。主治寒热错杂型类风湿性关节炎。
【出处】《湖北中医杂志》。

痹通汤

【配方】乌梢蛇15克，炙僵蚕10克，炙地鳖虫10克，炙蜂房10克，广地龙10克，当归10克，威灵仙30克，鸡血藤30克，甘草6克。
【用法】每日1剂，水煎分2次服用。
【功效】祛风散寒，除湿通络，涤痰化瘀。主治类风湿性关节炎。
【出处】《光明中医》。

贫血

海参猪骨大枣汤

【配方】海参（干品）50克，猪骨10只，大枣200克。
【用法】每天1剂，10天为1个疗程，每个疗程间隔2~4天。
【功效】补益气血。主治再生障碍性贫血。

【出处】《广西中医药》。

野菊猪肉汤

【配方】野菊根茎30克,鲜精猪肉30克。
【用法】同煎煮,去渣。
【功效】清热养血。主治再生障碍性贫血。
【出处】《辽宁中医杂志》。

参芪仙补汤

【配方】人参6克,黄芪24克,补骨脂15克,仙鹤草24克。
【用法】水煎服,每日1剂。
【功效】益气养血。主治慢性再生障碍性贫血。
【出处】《中医杂志》。

凉血解毒汤

【配方】羚羊角粉(冲服)1克,牡丹皮、板蓝根各10克,生地黄、茜草各24克,黄芩6克,苍耳子12克,辛夷9克,三七、琥珀(冲服)各2克。
【用法】水煎服,每日1剂。
【功效】清热凉血。主治急性再生障碍性贫血。
【出处】《北京中医》。

肺结核

鸡汁救肺汤

【配方】南沙参15克,天冬、麦冬各10克,炙百部10克,炙紫菀8克,桔梗8克,肥玉竹15克,茯苓10克,生甘草8克,地骨皮10克,生牡蛎（先煎）30克，十大功劳叶10克，母鸡（重500克）1只。
- 【做法】取母鸡净身之肉，不放盐、酒等，文火煮浓汁6杯。余药用水浸泡30分钟，文火煎煮40分钟，滤取药液；加水再煎30分钟，过滤。将2次药液混合成2杯（约400毫升）。
- 【用法】每日上、下午各服中药1杯，鸡汁1杯。
- 【功效】培元固本，益气养阴。主治空洞型肺结核属阴虚火旺型。症见形瘦潮热，口干舌绛少津或见痰血。
- 【出处】江苏省苏州市中医院。

保肺露

- 【配方】百部10克，天浆壳10克，乌贼骨10克，龙胆草10克，石决明15克，白芍10克，麦冬10克，紫菀10克，秋石8克，潼沙苑10克，百合30克。
- 【做法】先将上药用水浸泡30分钟，文火煎煮40分钟，滤汁。加水再煎30分钟。两煎共滤取药汁约400毫升，混合。
- 【用法】每日1剂，早、晚分2次温服。
- 【功效】养肺阴，清肝火，益肾精。主治肺痨（轻中型浸润型肺结核）。症见咳嗽痰血，五心烦热，形容消瘦或骨蒸潮热，颧红。舌质红，脉细数。
- 【出处】江西中医学院附属医院。

保肺愈劳汤

- 【配方】太子参（或党参、西洋参）20克，沙参25克，百合50克，川贝母15克，炙百部15克，知母20克，紫菀20克，玉竹25克，五味子10克，地骨皮30克，桔梗15克，生地黄30克。
- 【做法】用水将药浸泡30分钟，文火煎煮40分钟，滤汁，加水再煎30分钟。将2次药汁混合。
- 【用法】每日1剂，分2~3次温服。
- 【功效】滋阴润肺，止咳化痰。主治肺痨。症见咳嗽痰少，痰中带血，五心烦热，自汗盗汗，气短形消者。

【出处】吉林省白山市中医院。

病毒性肝炎

茵陈散
【配方】茵陈120克，鸡蛋2个，苞谷面30克。
【用法】每次用15克茵陈面和鸡蛋、苞谷面蒸着吃。
【功效】利胆消炎，健脾开胃。主治急性黄疸型肝炎。
【出处】《单验方选》。

麻连汤
【配方】净麻黄5克，连翘、杏仁各6克，赤小豆30克，桑皮、甘草各6克，茵陈15克，鲜生姜3片，红枣6枚。
【用法】水煎服，每日1剂。
【功效】健脾和胃，清热利湿。主治急性黄疸型肝炎。
【出处】《黑龙江中医药》。

苦白汤
【配方】苦参12克，炒苍、白术各9克，白芍12克，木香9克，制香附9克，茵陈15克，当归12克，山楂15克，佛手9克，泽兰9克，生牡蛎15克，王不留行12克。
【用法】水煎服，每日1剂。
【功效】疏肝活血，健脾和胃。主治慢性肝炎属肝滞血瘀、脾失健运型。
【出处】《江西中医药》。

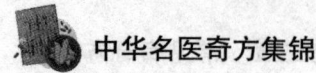

参苓汤

【配方】党参9克，茯苓9克，制大黄9克，地鳖虫6克，桃仁6克，龙胆草6克，山栀9克，玉米须30克，阿胶（烊化，冲服）9克，炮山甲（另吞）1.2克。

【用法】水煎服，每日1剂。

【功效】疏肝行气，活血化瘀。主治慢性肝炎肝硬化属肝气郁结、气滞血瘀型。

【出处】《江西中医药》。

黄疸型肝炎

芜菁子

【配方】芜菁子适量。

【做法】将芜菁子晾干，研末。

【用法】以开水调服，每次服10~15克。

【功效】清热，祛湿，润肠。用治黄疸、便秘。

【出处】《全国名老中医秘方》。

大黄麦芽汤

【配方】酒蒸大黄40克，生麦芽30克。

【用法】水煎服。

【功效】治急慢性黄疸型肝炎。

【出处】《浙江中医杂志》《单方偏方精选》。

消毒丹

【配方】茵陈、苡仁、板蓝根各20克，田基黄30克，泽泻、楂肉、猪苓、云苓各15克，木贼、丹参、泽兰、陈皮各10克，甘草5克。

【用法】将上药入罐，用清水盖药面，浸泡10~15分钟，然后煎15~30分钟。取汁,每次约25毫升,日服2次。若腹痛甚加厚朴10克,白蔻5克;呕吐剧加法半夏6克,竹茹10克;便结难行加大黄、枳壳各10克;全身酸痛加秦艽、柴胡各10克;目赤舌质红赤加胆草、生地各10克。

【功效】治疗急性黄疸型肝炎。

【注意事项】忌食肥肉、猪油、酒、酸辣物、腌菜,以及油炸、煎炒、辛燥之物。

【出处】《当代中医师灵验奇方真传》。

糯稻草煎服

【配方】糯稻草45克。

【做法】糯稻草用水洗净,切成3厘米长,加水500毫升,煎取300毫升呈淡黄色、味微甜的汤液,过滤即成。

【用法】分2次服,1日服完(成人量)。

【功效】治黄疸型肝炎。

【出处】《中医杂志》《单味中药治病大全》。

其他型肝炎

溪黄草田基黄

【配方】溪黄草20克,田基黄15克。

【用法】水煎,每日1剂,分2次服。

【功效】治疗慢性肝炎。

【出处】《中国老年报》。

泥鳅粉

【配方】泥鳅500克。

【做法】烘干,研末。

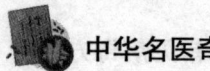
中华名医奇方集锦

【用法】每次9克，每日3次，饭后服。
【功效】治急、慢性肝炎。
【出处】《贵阳中医学院学报》《单味中药治病大全》。

米醋猪骨汤
【配方】米醋1000毫升，鲜猪骨500克，红糖、白糖各120克。
【做法】全部置锅内以醋共煮（不加水），沸后30分钟取出过滤。
【用法】每次30~40毫升，每日3次，饭后服。1个月为1个疗程。
【功效】用治急、慢性病毒性肝炎。对有高热者不适用。
【出处】《全国名老中医秘方》。

鸭跖草汤
【配方】鸭跖草30~60克。
【用法】每天1剂，水煎分2次服，15~20天为1个疗程，不加用其他药品。食欲差者，可静滴葡萄糖液。
【功效】治急性病毒性肝炎。
【出处】《浙江中医杂志》《单方偏方精选》。

痢疾

单味夏枯草
【配方】夏枯草60克。
【用法】水煎服，每日1剂，分4次口服。7天为1个疗程。
【功效】清热利湿，消炎杀菌。主治痢疾。
【出处】《浙江中医杂志》。

马鞭龙芽草饮
【配方】马鞭草、龙芽草各900克，海蚌含珠600克，大蒜120克。

第二章 常见病奇方妙治

【做法】将上药洗净，置锅内，加水10升，煎至6升，去滓，浓缩至4.4升。
【用法】酌加适量食糖调味。
【功效】清热利湿，解毒杀菌。主治痢疾。
【出处】《浙江中医杂志》。

青蒿草

【配方】青蒿全草（鲜品）150~180克，青蒿全草（干品）30~60克。
【用法】水煎服，每日1剂，分4~5次服。小儿酌减。
【功效】清热利湿。主治痢疾。
【出处】《广东中医》。

椿根皮口服液

【配方】椿根皮1千克。
【做法】将上药加温水5升，温浸半小时后，加热煮沸1小时，过滤，滤液贮瓶保存。残渣再加水2~3倍，煮沸40分钟。过滤后与前滤液合并，蒸发浓缩至1升，再加入适量0.25%苯甲酸钠液防腐。
【用法】每日3次，每次10毫升，极量不超过15毫升。
【功效】清热利湿，杀菌止痢。主治细菌性痢疾。
【出处】《上海中医药杂志》。

山楂

【配方】山楂罐头或生山楂30~50克。
【做法】水煎，加食糖适量。
【用法】每次少则服150毫升，多则可服500毫升。
【功效】温脏止痛、止泻，对多种原因所致的腹泻及菌痢均有奇效。
【出处】《四川中医》《单味中药治病大全》。

盐灸法

【配方】食盐1克。
【用法】将食盐放入神阙（肚脐）凹陷处，再滴入2~3滴温开水，使盐湿

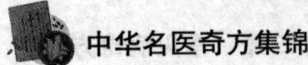

润后，用火罐灸（拔）之。
【功效】治疗痢疾。
【出处】《中医偏方大全》。

扁眉豆花

【配方】扁眉豆花、黄砂糖各50克。
【用法】将扁眉豆花捣成蒜汁形，用白开水冲沏，再将花渣滤出，然后加上黄砂糖，半温可服用。
【功效】治疗痢疾。
【出处】《中医偏方大全》。

石榴皮

【配方】3个石榴皮。
【用法】将石榴皮熬成1碗汤，趁热服用。
【功效】治疗痢疾。
【出处】《难症奇方妙用》。

流行性腮腺炎

仙人掌

【配方】仙人掌1块。
【做法】选新鲜而多汁的仙人掌，剥掉外皮和小刺，捣烂如泥，外敷患处。
【用法】每日换敷1次，2～3天可治愈。
【功效】清热解毒，消肿止痛。主治流行性腮腺炎。
【出处】《中医单方验方选》。

大黄葱白膏

【配方】大黄粉30克，葱白2根。

【做法】取葱白洗净，捣烂如泥，调入大黄粉呈膏状，敷于患处。
【用法】每日换1次。
【功效】泻火解毒。主治流行性腮腺炎。
【出处】《陕西中医》。

马齿苋泥

【配方】马齿苋适量。
【做法】将马齿苋洗净，捣烂如泥，敷于患处。
【用法】每日换1次。
【功效】清热解毒。主治流行性腮腺炎。
【出处】《难症奇方妙用》。

大蒜糊

【配方】陈醋、大蒜各适量。
【做法】将陈醋与去皮的大蒜捣成糊状，敷于患处。
【用法】每日换敷2～3次，现捣现敷，直至消退为止。
【功效】清热解毒。主治流行性腮腺炎。
【出处】《难症奇方妙用》。

黄疸

枣矾丸

【配方】大枣500克，皂矾（炒透，研面）120克，白面适量。
【做法】共捣泥，做成丸如楝子大。
【用法】每日服1～3丸。
【功效】健脾利湿，消炎退黄。主治黄疸。
【出处】《实用单方验方大全》。

车茵柳汤

【配方】车前子300克，茵陈15克，鲜柳叶500克。

【用法】水煎，不拘量，代茶饮。

【功效】清热利湿。主治黄疸。

【出处】《实用单方验方大全》。

二香小豆散

【配方】苦丁香、公丁香、赤小豆各49粒。

【用法】共为细末，吹鼻用，每日3次。

【功效】芳香开窍，补血利湿。主治黄疸。

【出处】《实用单方验方大全》。

木贼草汤

【配方】干木贼草30克。

【用法】水煎服，每日1剂。

【功效】清肝退黄。主治黄疸型肝炎。

【出处】《实用单方验方大全》。

腹水

葫芦车前饮

【配方】陈葫芦30克，车前子9克。

【用法】水煎服，每日1剂。

【功效】利水消肿。主治肝硬化腹水。

【出处】《中医单方验方选》。

蝼蛄粉

【配方】蝼蛄适量。

【用法】水煎服,每日1剂。
【功效】活血通络,利水消肿。主治肝硬化腹水。
【出处】《中医单方验方选》。

白背树根汤

【配方】白背树根30克,黄脚鸡30克,葫芦茶30克,五指毛桃30克,木通12克。
【用法】水煎服,每日1剂。服至病人腹水消退,症状改善为止。
【功效】健脾益肾,利湿消肿。主治肝硬化腹水。
【出处】《新医药》。

羊脑

【配方】羊脑子1具。
【用法】煮食。每具羊脑分3天服用。
【功效】保肝利水。主治肝硬化腹水。
【出处】《实用单方验方大全》。

水肿

五苓散

【配方】猪苓9克,泽泻15克,白术9克,茯苓9克,桂枝6克。
【用法】水煎服,每日1剂,分3次服。
【功效】利水渗湿,温阳化气。主治蓄水证,水湿内停,痰饮。
【出处】《方剂学》。

四苓散

【配方】猪苓9克,泽泻9克,白术9克,茯苓9克。
【用法】水煎服,每日1剂,分2次服。

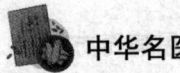中华名医奇方集锦

【功效】渗湿利水。主治水肿。
【出处】《方剂学》。

胃苓汤
【配方】五苓散、平胃散各3克。
【用法】上二药合和，姜枣汤，空心服。
【功效】祛湿和胃，行气利水。主治水肿。
【出处】《方剂学》。

防己黄芪汤
【配方】防己12克，黄芪15克，甘草6克，白术9克。
【用法】水煎服，每日1剂。
【功效】益气祛风，健脾利湿。主治风水或风湿。
【出处】《方剂学》。

溃疡性角膜炎

加味修肝散
【配方】栀子、薄荷、羌活、荆芥、防风、麻黄、大黄、连翘、黄芩、当归、赤芍、菊花、木贼、桑螵蛸、白蒺藜、川芎、甘草各30克。
【用法】上药为末，每次15克，水煎，入酒温服。
【功效】疏风清热。主治肺肝风热型花翳白陷。
【出处】《银海精微》。

泻肝散
【配方】玄参、大黄、黄芩、知母、桔梗、车前子各30克，羌活、龙胆草、当归、芒硝各等份。
【用法】共为末，每次15克，水煎，饭后服用。

【功效】通腑泄热。主治花翳白陷属热炽腑实证,以翳从四周蔓生,迅速扩展串联,漫掩瞳神为要点。
【出处】《银海精微》。

当归四逆汤

【配方】当归10克,桂枝6克,芍药6克,细辛3克,甘草6克,通草9克,大枣2枚。
【用法】水煎服,每日1剂,分2次服。
【功效】温阳散寒。主治花翳白陷属阳虚寒凝证,以黑睛生翳溃陷,迁延不愈及四肢不温为要点。
【出处】《伤寒论》。

新制柴连汤

【配方】柴胡10克,黄芩10克,赤芍10克,蔓荆子10克,栀子10克,木通、荆芥、防风、龙胆草、黄连各6克,甘草3克。
【用法】水煎服,每日1剂,分2次服。
【功效】疏风清热。主治风热壅盛型凝脂翳,以黑睛外伤生翳小,如覆薄脂为要点。
【出处】《眼科纂要》。

咽喉炎

少阴甘桔汤

【配方】桔梗6克,甘草3克,陈皮、川芎、黄芩、柴胡、玄参各1.8克,羌活、升麻各1.2克。
【用法】用水400毫升,加葱白1根,煎取320毫升,温服。每日2剂。
【功效】养阴清热,凉血利咽。主治肾虚而虚火上灼咽喉,经脉气血不畅乃致喉痹。症见咽痛,手足心热,头晕。脉细数。

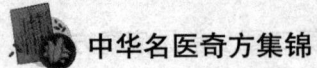中华名医奇方集锦

【出处】《外科正宗》。

射干鼠粘子汤
【配方】鼠粘子120克,炙甘草、升麻、射干各30克。
【用法】上药为粗末,每次用9克,以水300毫升,煎取180毫升,去渣温服。每日2次。
【功效】宣肺利咽,泻火解毒。主治喉痹初起,咽痛,咽中异物感,轻度恶寒发热者。
【出处】《小儿痘疹方论》。

胖银汤
【配方】胖大海2枚,银花2克,穿心莲2克,薄荷1克。
【用法】将上药用开水冲泡后当茶饮,每日少量或多次饮用。
【功效】疏风清热利咽。主治慢性喉痹因感受风热而发作者。
【出处】《贵州医药》。

润喉散
【配方】桔梗7.5克,甘草3克,重楼12克,香附9克,百药煎4.5克。
【用法】将上药制成细末,用时取0.1～3克,吹撒咽部。每日3～5次。
【功效】理气化痰,解毒利咽。主治痰气交阻而致喉痹、咽痛而胸胁胀闷不舒者。
【出处】《丹溪治法心要》。

外耳道炎

栀子清肝汤
【配方】栀子、川芎、当归、柴胡、白芍各3克,牡丹皮、牛蒡子各6克,煅石膏10克,黄芩、黄连、甘草各1.5克。

【用法】水煎服，每日1~2剂。
【功效】清肝泻火，解毒活血。主治肝胆火热上灼而致外耳疾患，如外耳道疖、外耳道炎、外耳湿疹、外耳道乳头状瘤等。
【出处】《医宗金鉴·外科心法要诀》。

银花解毒汤
【配方】金银花、紫花地丁、赤茯苓、连翘各10克，夏枯草10克，牡丹皮6克，黄连3克，犀角（磨服）0.1克。
【用法】水煎服。犀角若缺乏，可以用水牛角片30克煎服。
【功效】清热解毒，泻火凉血。主治风热邪毒犯上，而致耳疖、耳疮（外耳道炎）。
【注意事项】犀角可用水牛角代替。
【出处】《疡科心得集》。

当归川芎散
【配方】当归、川芎、柴胡、白术、芍药各3克，山栀3.5克，牡丹皮、茯苓各2.4克，蔓荆子、甘草各1.5克。
【用法】水煎服，每日1剂。
【功效】养血清肝，疏风散热。主治血虚肝旺。症见耳疮，耳内痒痛、溢脓。
【出处】《证治准绳·类方》。

芩柏滴耳液
【配方】黄芩、黄柏各12克，枯矾6克，冰片3克，麻油500毫升。
【做法】先将黄芩、黄柏放入麻油中浸泡24小时，然后放入铁锅内煎炸变为黑黄色，取出后研末，与冰片、枯矾细末同时放入麻油中，过滤装瓶备用。
【用法】用时以棉签蘸药液涂抹患处，或浸小纱布条塞入外耳道。每日换药1~2次。
【功效】清热消肿止痛。主治外耳道炎。

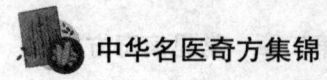

【出处】《辽宁中医杂志》。

化脓性中耳炎

解仓饮子
【配方】赤芍药、白芍药各15克,当归、炙甘草、制大黄、木鳖子各30克。
【用法】将上药研为粗末,每次取12克,水煎,食后服。每日2次。
【功效】活血清热,排脓消肿。主治邪热上壅,耳窍经脉气滞血瘀而致脓耳(化脓性中耳炎)。症见耳内疼痛,脓出带血。
【出处】《三因方》。

马勃散
【配方】马勃、薄荷、桔梗、连翘、杏仁、通草各6克。
【用法】水煎服,每日1剂。
【功效】疏风清热通窍。主治风热之邪上郁而致的脓耳(化脓性中耳炎)。
【出处】《杂病源流犀烛》。

清白散
【配方】桑白皮、地骨皮各9克,甘草3克,贝母6克,煅寒水石9克,天花粉、酒芩、天门冬各4.5克。
【用法】上药为末,每取6克,食后用蜜水调服或白通草煎汤送下。每日2次。
【功效】清肺化痰。主治肺热痰火上壅所致的脓耳(化脓性中耳炎)。症见耳出白脓,兼见咳嗽。
【出处】《证治准绳·幼科》。

清黄散
【配方】防风、滑石各15克,炙甘草3克,酒炒栀子9克,藿香、酒黄连各6克。
【用法】上药为末,白开水调6克,食后服。每日2次。
【功效】清肝泻火。主治小儿脓耳(化脓性中耳炎)。症见耳中流黄脓。
【出处】《证治准绳·幼科》。

狂犬病

生大黄斑蝥
【配方】生大黄10克,斑蝥3克,糯米200克。
【做法】先把糯米铺在锅上,把2种药放在糯米上,微火烘至糯米呈金黄色,连同2种药共研成细末。
【用法】用药末冲温糯米酒,在被疯狗咬伤后第13天左右一次服下。千万不要过早或过迟,否则无效。
【功效】主治狂犬病。
【出处】《难症奇方妙用》。

西党参云茯苓
【配方】西党参9克,云茯苓9克,粉甘草9克,正川芎6克,羌活9克,川独活9克,香柴胡9克,信前胡9克,西枳壳6克,桐桔梗9克,生姜9克,生地榆30克,紫竹根250克。
【用法】水煎服。
【功效】主治狂犬病。
【出处】《安徽老年报》。

万年青
【配方】盆栽万年青适量。
【用法】取盆栽万年青,连根叶捣碎绞汁灌入腹内,其后有血块自大便排出,用茶洗净伤口,以杏仁泥敷之。

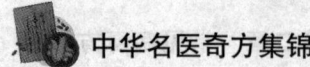中华名医奇方集锦

【功效】可治疯狗咬伤。
【出处】《中医偏方大全》。

地榆

【配方】地榆155克。
【做法】用砂锅1个，盛水一瓢半，熬40分钟。
【用法】每隔3小时服1次，每次半汤碗或1汤碗，当茶饮。服药2～3日后，让病者咀嚼（不吞食）生黄豆六七粒。如觉有黄豆腥味，是毒已尽，即停药；如觉生黄豆有甜味，为余毒未尽，加服1剂。此方有彻底扫清病毒的效力，即使疯狂已发，牙关紧闭，只要设法将药灌下，也能救治。
【功效】可治复发性狂犬病。
【出处】《医学文选》。

败血症

银花连翘汤

【配方】银花50克，连翘50克，大青叶55克，蒲公英55克，一见喜55克，鸭跖草60克，鱼腥草80克，板蓝根100克，半枝莲80克，紫花地丁70克，鲜生地60克，野菊花100克。
【做法】以上各味药置砂锅中，加水适量煎服。
【用法】每日1剂，分2次服。
【功效】主治败血症。
【出处】《神医奇功秘方录》。

漆姑草

【配方】鲜漆姑草（又名珍珠草）150克。
【用法】水煎服，每日1剂，分3次服。

【功效】主治败血症。
【出处】《神医奇功秘方录》。

🎁 南星防风
【配方】南星、防风、白芷、天麻、白附子、羌活各适量。
【用法】共研为细末,每次取10克药末,热酒1盅送服。病症严重者,可取药末15克,以儿童小便热而调药服。
【功效】主治败血症。
【出处】《神医奇功秘方录》。

破伤风

🎁 老葱白
【配方】老葱白(连须,去叶不去皮)500克,黑扁豆45克,棉籽90克,高粱原酒75毫升。
【做法】棉籽炒焦至酱紫色,碾碎,过筛去壳。葱白加水四五碗,煎成汤。酒温热。黑扁豆放大铁勺内炒,先冒白烟,后冒青烟至90%炒焦时离火。把温酒倒入铁勺内,过滤,留酱紫色酒液。
【用法】把棉籽粉与酱紫色酒液混合,加适量葱汤搅如稀饭样,灌服后盖被发汗。连服2天。
【功效】主治破伤风。
【出处】《食物疗法精萃》。

🎁 鱼鳔散
【配方】鱼鳔胶10~15克,黄酒120毫升。
【做法】将鱼鳔胶用线捆扎数周,用草烧焦后,放地上晾干,研末。
【用法】用黄酒煎开冲服,见汗即愈。
【功效】祛风邪,消肿毒。治疗破伤风。

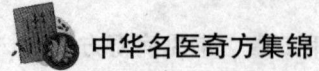
中华名医奇方集锦

【出处】《中医偏方大全》。

蜈蚣全蝎
【配方】蜈蚣1条,全蝎、南星、天麻、白芷、防风各3克,鸡矢白(焙干、研末,冲服)、关羌活各6克。
【用法】先煎诸药去渣,放入鸡矢白末,加黄酒1杯,分3次口服。上药为1日剂量,必要时成人可加倍服用。对牙关紧闭不能咽下的患者,做保留灌肠,亦可收到同样的效果。
【功效】治疗破伤风。
【出处】《中医偏方大全》。

甲肝

公猪胆
【配方】新鲜猪胆。
【做法】新鲜猪胆划破,将胆汁倒进碗里,一口喝完,然后取适量白糖或甜食放入口中改变苦味。
【用法】每日1次,连服5天为1个疗程。轻者服1个疗程,重者服2个疗程即可痊愈。
【功效】治疗甲肝。
【出处】《老病号治病绝招》。

醋蛋液
【配方】醋(9度以上的食醋,如山西产的老陈醋、江苏产的镇江陈醋等)100毫升,鲜鸡蛋1枚。
【做法】鲜鸡蛋洗净放入醋中,浸泡3~7天,等蛋壳软化后,挑破薄皮,搅匀即成。
【用法】将原液1汤匙加适量开水及蜂蜜调匀,空腹或饭后服均可。

【功效】治疗甲肝。
【出处】《老病号治病绝招》。

乙肝

益肾清解汤
【配方】巴戟、肉苁蓉、制首乌各20克,淫羊藿、菟丝子、丹参、黄芪、白芍、黄柏各15克,虎杖、旱莲草各30克,晚蚕沙、郁金各10克。
【用法】水煎服,每日1剂。
【功效】治疗慢性乙肝。
【出处】《全国名老中医秘方》。

冬虫夏草石松
【配方】冬虫夏草100克,石松80克,蜂尸100克,守宫60克,茵陈80克,五味子60克,陈香60克,羚羊角40克。
【做法】将诸药晒干,共碾细粉。
【用法】每次内服5克,每日2次,30天为1个疗程。服药期间忌白酒、辣椒。
【功效】治疗乙肝。
【出处】《全国名老中医秘方》。

骨结核

雄牛骨川椒枣
【配方】雄牛股下2/3段,川椒数粒,大枣数粒。
【做法】将牛骨骨髓取出,把川椒放入骨髓腔内,后放入大枣,骨断口处用黄泥封固，用木炭火烧存性研末。

【用法】每20～30剂为1个疗程，每剂分3等份，每晚临睡前用黄酒送服1份，一般1～3个疗程即可痊愈。

【功效】治疗骨结核。

【注意事项】服药期间忌一切豆类、海味，以及狗肉。睡觉时忌用被子蒙头睡。

【出处】《中医偏方大全》。

壁虎

【配方】壁虎。

【做法】壁虎焙干，研为细末，贮瓶备用。

【用法】每次口服1克，每日3次，长期服用。

【功效】治疗骨结核。

【出处】《广西中医药》增刊。

淋巴结核（鼠疮瘰疬）

蟾砒丸

【配方】蟾酥、巴豆、白胡椒各15克，砒霜22.5克。

【做法】上药分别研末和匀，入红枣（去核）11枚，葱白24克，共捣烂如泥，混合制成400丸，晾干备用。

【用法】每次取药丸1粒，用2层纱布包好，两端用线扎紧，一端留线头10厘米。将扎好的药丸慢慢塞入患侧鼻孔内，留线用胶布固定于鼻翼两旁（用药5～10分钟后，患者有打喷嚏、流鼻涕、淌眼泪等正常反应）。每次塞8～10小时，每周2次。

【功效】治疗鼠疮。

【出处】《浙江中医杂志》《中药鼻脐疗法》。

第二章　常见病奇方妙治

🎁 猪胆陈醋

【配方】猪苦胆（用胆汁）10个，陈醋500毫升。
【做法】将以上材料放入新砂锅中，慢火熬至稀稠适度如膏药状。
【用法】先用花椒熬水洗患处，然后将药膏摊黑布上贴敷，每日换1次。
【功效】可治鼠疮。
【出处】《中医验方汇选》《中医单药奇效真传》。

其他结核

🎁 马齿苋浸黄酒

【配方】马齿苋1500克，黄酒1250毫升。
【做法】将马齿苋捣烂，用酒浸泡三昼夜后过滤。
【用法】每日饭前饮9毫升。如病人有饮酒习惯，可饮12～15毫升。
【功效】治疗肾结核。
【出处】《医学文选》。

🎁 芥菜

【配方】芥菜250克，鸡蛋。
【用法】每日用芥菜煎汤、煎鸡蛋、包饺子，食用。
【功效】治疗肾结核。
【出处】《新中医》《单味中药治病大全》。

🎁 大蒜

【配方】紫皮蒜若干。若改用白皮蒜，用量加倍，用法不变。
【用法】第一疗程10天，每天3次，每次25克，吃饭时一起服用（下同）；
　　　　第二疗程20天，每天3次，每次20克；第三疗程30天，每天3次，
　　　　每次15克；第四疗程12个月，每天2次，每次10克。
【功效】治疗肠结核。

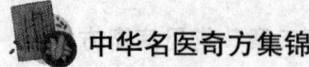中华名医奇方集锦

【出处】《黑龙江中医药》《单味中药治病大全》。

连翘百部
【配方】连翘、百部、鱼腥草各等份。
【做法】上药共研细粉,过罗,炼蜜为丸(中药制法,即将药物细粉以炼制过的蜂蜜为黏合剂,制成可塑性的固体药剂。炼蜜即为熬蜂蜜)。
【用法】每丸含药粉约4.6克,每次2丸,每天3次,温开水送服。
【功效】治疗结核性胸膜炎。
【出处】《当代中医师灵验奇方真传》。

蛔虫病

安蛔下虫汤
【配方】茵陈(先煎)60克,槟榔、乌梅各30克,木香、枳壳、使君子、苦楝皮、生大黄(后下)各10克,花椒3克。
【做法】以水3碗,先煎茵陈至2碗,去渣,纳诸药,煎至1碗。下大黄,再煎十数沸,放温服用。
【用法】一般用药1剂痛止,再服蛔下。
【功效】专治蛔虫所致的腹痛诸症(蛔虫性肠梗阻、胆道蛔虫病等)。
【出处】《当代中医师灵验奇方真传》。

绦虫病

槟榔片南瓜子
【配方】槟榔片150克,南瓜子(去皮,取仁)125克,大黄(后下)、枳实各20克,贯众25克,雷丸(为末,冲服)、二丑各10克,芜荑

15克。

【做法】上药煎煮30分钟取汁，煎煮2次，共计取汁约600毫升。
【用法】药汁分2次服，服完一次过2小时后再服第二次。
【功效】治疗绦虫病。
【出处】《当代中医师灵验奇方真传》。

囊虫病

线麻叶蒸鸡蛋
【配方】线麻叶，鸡蛋。
【用法】取成熟期的线麻叶（东北农村种的线麻，也叫麻子、苎麻、芧麻）20～30个为1剂，将麻叶洗净研成细末，每剂打2个鸡蛋搅在一起，加入少许水，无盐上锅蒸熟，每早空腹服1剂。
【功效】治疗囊虫病。病史短、轻症患者，百日内可治愈；重患不超过半年。麻叶吃多出现头晕者，可适当减量。
【出处】《中医偏方大全》。

姜半夏雷丸
【配方】姜半夏、雷丸、陈皮各9克，茯苓、白芥子各12克，苡仁15克。
【用法】上药共研为细末，做成蜜丸，每服9克，每天3次。疗程1～5个月。
【功效】治疗囊虫病。
【出处】《吉林医药》《广西中医药》增刊。

南瓜子仁槟榔
【配方】南瓜子仁、槟榔各100克，硫酸镁30克。
【做法】上药混合，水煎服。
【用法】服药前的头天晚上宜少吃饭，次日早晨每隔半小时吃一次药，共

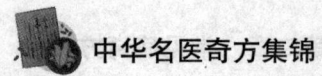 中华名医奇方集锦

吃2次。服药1小时后,便可将囊虫打出体外。

【功效】治疗肠内囊虫病。

【出处】《神医奇功秘方录》。

肺气肿

🎁 鸡蛋鲜姜

【配方】鸡蛋1个,鲜姜1块。

【用法】取鸡蛋打入碗中,鲜姜(如枣大小)切碎,把鲜姜放在鸡蛋里,再取一小碗凉水一点点倒入,边倒边搅,最后放入锅里蒸成鸡蛋羹食。

【功效】治疗肺气肿。

【出处】《中医偏方大全》。

🎁 醋蛋壳液

【配方】100多毫升米醋,10多个鸡蛋壳(带软膜)。

【做法】用米醋浸泡鸡蛋壳。

【用法】每天晚上临睡前喝20多毫升醋蛋壳液。喝时加适量温开水,并饮些茶。

【功效】治疗肺气肿。

【出处】《中医偏方大全》。

🎁 水白梨苡仁

【配方】水白梨500克,苡仁50克,冰糖30克。

【做法】以上材料加水1大碗,共煮熟。

【用法】每天服1次,连服1个月。

【功效】治疗肺气肿哮喘。

【出处】《难症奇方妙用》。

三子猪肺汤

【配方】鲜猪肺1个，五味子（捣碎）12克，葶苈子12克，诃子（捣烂）9克。

【做法】将猪肺洗净，切成条状，再将以上3味中药用干净纱布包好，连同猪肺条一起放入砂锅内，加水600毫升，煎煮至猪肺熟烂，药液为300毫升时，取出药包。

【用法】食猪肺，喝汤（吃时不加盐或酱油，可加入适量香油）。1剂可分6次服，每日3次，2日内服完。每次服时都要加温。

【功效】治疗老年肺气肿。

【出处】《老人报》。

肺痈

芦根僵蚕

【配方】芦根20克，僵蚕10克，薄荷10克，蝉蜕5克，银花20克，甘草10克。

【用法】上药煎15分钟，去渣取汁约250毫升，每日1剂，分3次服。咳嗽吐汁样脓痰者，加桔梗10克，黄芩10克，冬瓜仁30克；病重者每日服2剂。

【功效】治疗肺痈。

【出处】《当代中医师灵验奇方真传》。

鱼腥草

【配方】鱼腥草50克，天花粉30克，侧柏叶15克。

【用法】将上药加水600毫升煎煮15~20分钟，滗出药汁，温服。再煎再服，日服2次。

【功效】治疗肺痈吐血。鱼腥草有抗菌、利尿作用，还有镇痛止血、抑制浆液分泌、促进组织再生等作用。

【出处】《小偏方妙用》。

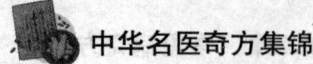中华名医奇方集锦

石榴花夏枯草

【配方】白石榴花、夏枯草各50克,黄酒少许。
【做法】白石榴花与夏枯草同煎汤。
【用法】服时加少许黄酒饮用。
【功效】清肝火,散瘀结,消炎。用治肺痈、肺结核。
【出处】《难症奇方妙用》。

猪肺萝卜汤

【配方】猪肺(去气管)1具,青萝卜2个。
【用法】把猪肺洗净切块,青萝卜切块,加水共煮熟,分次服食。
【功效】清补肺经,消肿散瘀。用治肺脓肿。
【出处】《健康报》。

硅肺

石上柏桔梗

【配方】石上柏(全草)20克,桔梗15克,鱼腥草12克,生甘草10克。若气血两虚者,加党参、黄芪各20克;若咳嗽剧烈者,加川贝母、前胡、蝉衣、橘络各10克;若大便秘结者,加生川军(后下)10克。
【用法】将上药水煎,每日1剂,分3~4次口服,2个月为1个疗程。可连服2~3个疗程,直至症状消失。
【功效】治疗硅肺。
【出处】《难症奇方妙用》。

萝卜三汁

【配方】大白萝卜、鲜茅根、荸荠各适量,鸡内金、麻黄、贝母、牛蒡子、桔梗、枳壳、石斛、枇杷叶(随症加减,请教医生)。

【用法】将白萝卜、鲜茅根、荸荠洗净,捣烂取汁,再将鸡内金等8味中药煎汤,与三汁混合一起饮用。
【功效】治疗硅肺。
【注意事项】如每日不拘量吃鲜萝卜及鲜荸荠,日久黑痰减少,咳嗽减轻。
【出处】《岭南草药志》。

蒲公英等

【配方】蒲公英、半枝莲各30克,浙贝母、前胡、麦门冬、制川军、三棱、莪术、路路通各10克,栝楼、苏子、青皮、白果、枳壳各12克,鸡内金、杜仲、川续断、山萸肉、枸杞子各15克,生甘草8克。
【用法】将上药水煎,分早、中、晚3次温服。每日1剂,2个月为1个疗程。
【功效】治疗硅肺。
【出处】《小偏方妙用》。

第三章　急症奇方妙治

烫伤

蛋黄油

【配方】新鲜鸡蛋数枚。

【做法】将鸡蛋煮熟，剥壳，去蛋白，留下蛋黄，置于小铁勺内，压碎，放在小火上加热干煎。待蛋黄由黄色变成黑色，用小勺挤压，有蛋黄油溢出，除去焦渣，将油储存于小瓶内，冷却后备用。

【用法】将蛋黄油涂于烫伤部位。

【功效】蛋黄油含有丰富的维生素A、维生素D和卵磷脂等，这些物质对人体皮肤的再生和代谢有着重要作用，治疗水烫伤、火烧伤效果较好。

【出处】《本草纲目》。

土豆皮

【配方】新鲜土豆1个。

【做法】将土豆洗净，放入锅中煮25分钟，取出后剥下土豆皮，捣烂。

【用法】将捣烂的土豆皮敷于烫伤处，用消毒纱布固定，连用7天左右即可见效。

【功效】土豆皮中含有丰富的龙葵素，它虽是有毒物质，却具有抗病毒、抗真菌、消炎清热的作用。

【出处】《本草纲目》。

第三章 急症奇方妙治

豆腐白糖糊

【配方】新鲜豆腐1块,白糖50克。

【做法】将豆腐洗净,放入一容器中,加入白糖,搅拌成碎末状,备用。

【用法】涂敷在患处,不必包扎,令其自然干燥,待表皮上形成一层干薄膜后,可轻轻取下,重新敷上新鲜敷料。重复几次后,患处的痛感大为减轻。

【功效】豆腐营养丰富,是补益清热养生食品,具有补中益气、清热润燥、生津止渴、清洁肠胃、清热解毒的作用。白糖多用于清热、消炎、降火等。

【出处】《本草纲目》。

烧伤

银花甘草汤

【配方】金银花60克,甘草6克。

【做法】煎汤。

【用法】外用洗涤创面。

【功效】清火解毒。主治疮疡热毒、烧伤等。

【出处】《外科十法》。

虎杖灼涂液

【配方】虎杖适量。

【做法】将虎杖研成粗末,用6倍量的乙醇浸泡3天,减压浓缩渗出液得虎杖浸膏。再加4倍量的热水充分搅拌,趁热过滤,使滤液浓缩到原来浸膏重量的1.5倍,放置24小时以上。过滤,滤液用碳酸氢钠调节pH值到5~6,加0.2‰的呋喃西林装瓶,高压消毒。

【用法】将涂液涂于烧伤创面,每日1次。最好采用暴露疗法。用于Ⅱ度烧伤较为理想。

【功效】清热解毒收敛。主治烧伤。
【出处】《中医外科外治法》。

神效当归膏

【配方】当归30克,黄蜡30克,麻油120克。
【做法】当归入油内煎,令黑去渣。次入黄蜡急搅,融化后离火即成。
【用法】用时以故帛子摊贴。一方用白蜡。
【功效】解毒止痛,敛口生肌。主治烫火伤焮赤,腐化成脓。
【注意事项】此膏治一般溃疡及Ⅱ度、Ⅲ度烧伤,能促进创面愈合,有生肌敛疮之良效。现黄蜡用量主张不宜过大,过大则药膏较硬,不易摊涂,也不易直接涂敷于创面。黄蜡与麻油之比按1:8即可,最多不超过1:4。该膏当归、黄蜡、麻油分量,多按1:1:4的比例配制。
【出处】《太平惠民和剂局方》。

冻疮

当归红枣汤

【配方】当归、山楂各15克,红枣10克。
【做法】将红枣泡发洗净,与当归、山楂一起置入砂锅中,加水煮沸,改文火煮1小时即成。
【用法】喝汤,吃枣。
【功效】滋阴养气,养肝补气。主治冻疮。
【出处】《本草纲目》。

辣椒柿子皮

【配方】辣椒干5克,柿子皮50克。
【做法】将柿子皮烧焦研末,辣椒焙干研末,混合,用花生油调成糊状,

第三章　急症奇方妙治

敷患处。
【用法】每日更换3次。
【功效】活血消炎。主治冻疮（已破患者）。
【出处】《本草纲目》。

闪腰

西瓜皮

【配方】西瓜皮500克，白酒、盐各适量。
【做法】将西瓜皮洗净，刮除掉瓜皮内侧的白色部分，只留青色瓜皮，晒干或烘干，研末。每次取20克，加入少许盐，用白酒调服。
【用法】每日3次，连用3天。
【功效】西瓜皮既是清热解暑、生津止渴的佳品，又是治疗闪腰岔气的良药。西瓜皮中含有的黄酮类物质具有活血化瘀、保肝抗炎、抗菌、抗病毒及泻下、解痉，以及改善微循环、防止血栓形成等多种作用，能加速炎症修复，消除局部气血瘀滞状态，从而缓解腰痛症状。
【出处】《本草纲目》。

芋头姜汁糊

【配方】芋头2个，生姜1块。
【做法】将芋头削皮捣烂，生姜捣烂搅汁，二者均匀混合后，加少许面粉，同搅为糊状。根据伤处大小，摊于干净的布上敷于患部。
【用法】每日更换1次。一般性扭伤3~5天可愈。
【功效】生姜味辛、性温，有散寒、解毒、杀菌的功效；芋头性温、味甘，有解毒、消肿、益脾胃、调中气的功效，可以起到镇静止痛、活血解毒的作用。二者合用，对腰扭伤有很好的效果。
【出处】《本草纲目》。

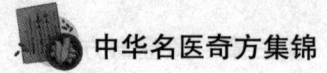

癫痫

白鸽心
【配方】白鸽子2只。
【做法】将鸽子宰杀取心。
【用法】发作前生吃顿服，2次可愈。
【功效】补虚镇惊。用治癫痫。
【出处】《本草纲目》。

甲鱼
【配方】甲鱼1只，调料适量。
【做法】将甲鱼宰杀，去甲壳及内脏，洗净斩块，加水炖烂，调味食用。
【用法】每日1剂，连服7剂。未发作时食用。
【功效】滋阴养血，益气补虚，通络化滞。用治癫痫。
【出处】《本草纲目》。

蜈蚣鸡蛋
【配方】蜈蚣1条，鸡蛋3个。
【做法】蜈蚣研细末。把鸡蛋打入锅中，倒入白酒、水适中，煮开后加入蜈蚣面，将鸡蛋煮熟。
【用法】分早、中、晚3次将鸡蛋吃完，汤喝尽。
【功效】祛风止痉，通络止痛。治疗癫痫，惊风抽搐。
【出处】《本草纲目》。

宁痫散
【配方】重楼15克，郁金15克，白矾15克。
【做法】共为细末，分成10小包。
【用法】成人每日1包，儿童减半，3个月为1个疗程。
【功效】清热利湿，解郁化痰。主治原发性癫痫属于脾虚痰蕴型。症见痫证发作日久，神疲乏力，气短懒言，面色不华，纳呆食少，头晕目眩，大便溏薄，或恶心呕吐，咳吐痰涎。舌质淡，苔薄白或白

第三章 急症奇方妙治

腻，脉濡弱。
【出处】《"宁痫散"治疗癫痫40例疗效观察》。

骨折

扁豆山药汤
【配方】扁豆、山药各50克。
【做法】将扁豆、山药洗净，切成小片，同置锅中，加清水500毫升，急火煮开3分钟，文火煮20分钟。
【用法】分次食用。
【功效】健脾养血。主治骨折后期，脾胃虚弱、胃纳差者。
【出处】《本草纲目》。

猪骨汤米粥
【配方】猪骨500克，粳米50克。
【做法】将猪骨洗净剁碎，置锅中，加清水500毫升，煮开去浮沫，再煮20分钟，去骨去油，取其汁。将汁置于锅中，加清水500毫升，加粳米煮成粥。
【用法】分次食用。
【功效】续筋骨，益脾胃。主治骨折后期，伴腰膝酸痛、纳差、气短者。
【出处】《本草纲目》。

螃蟹黄酒
【配方】生螃蟹250克，黄酒适量。
【做法】将生螃蟹洗净，捣烂。
【用法】用热黄酒冲服150克，所余100克蟹渣敷于患处。
【功效】散瘀血，通经络，续筋接骨。适用于骨折筋断。
【出处】《本草纲目》。

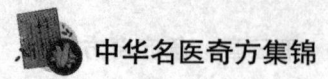

痱子

苦瓜内芯

【配方】苦瓜1根,水3升。

【做法】苦瓜对半切开,将内部的白瓤连苦瓜籽一起挖出,放入锅中,加入清水(1根苦瓜的白瓤,大约加3升水)。大火煮开后,转中火继续煮8分钟左右,自然冷却,以水的温度降到不烫手为宜。捞出锅中的苦瓜内芯,将毛巾放入水中浸湿,拧到半干,轻轻擦拭长痱子的地方即可。

【用法】每日2次擦拭。

【功效】苦瓜具有清热消暑、养血益气、补肾健脾、滋肝明目的作用,对于治疗痱子效果很好。

【出处】《本草纲目》。

食盐

【配方】食盐适量。

【做法】取食盐适量放入锅内炒至焦黄,取出冷却至室温。取适量焦食盐置于盆内,加适量温水(盐与水的比例为1∶100),使之完全溶解,取一干净毛巾放入盆中蘸湿,然后略拧,敷于患处。

【用法】每日数次,2~3日即愈。

【功效】消污治毒。可用于治疗痱子。

【出处】《本草纲目》。

跌打损伤

芥末

【配方】芥末50克,醋适量。

【做法】将芥末用少量开水湿润,与醋调成糊状,敷于患处,用布包扎。

【用法】每3～5日换药1次。
【功效】活血散瘀。适用于扭挫伤。
【出处】《本草纲目》。

生姜韭菜

【配方】生姜、韭菜各适量。
【做法】将生姜、韭菜捣烂如泥，敷在肿痛处，用纱布绷带固定好。
【用法】每晚更换1次，一般2～3天可消肿。
【功效】适用于关节扭伤、外伤肿痛。
【出处】《本草纲目》。

动脉硬化

海带豆腐汤

【配方】水发海带200克，豆腐150克，调料适量。
【做法】按常法煮汤服食。
【用法】每日1剂，连服1～2个月。
【功效】滋阴润燥，软坚利水，降压降脂。适用于动脉硬化、冠心病、糖尿病等。
【出处】《本草纲目》。

紫菜兔肉汤

【配方】紫菜30克，兔肉100克，调料适量。
【做法】按常法煮汤服食。
【用法】每日1～2剂，连服15日。
【功效】清热利水，凉血益气。适用于动脉硬化、冠心病、高血压等。
【出处】《本草纲目》。

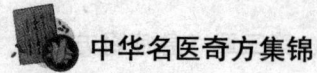

蜂蜜

【配方】蜂蜜2~3匙。
【做法】将蜂蜜用温开水冲服。
【用法】每日2~3剂。
【功效】清热润燥，强心安神。适用于动脉硬化。
【出处】《本草纲目》。

红灵酒

【配方】红花3克。
【做法】放入50%的酒精100毫升中浸泡，呈玫瑰红色即可使用。
【用法】取适量外搽患部，每日3~4次，并用手轻轻按摩局部。
【功效】活血祛瘀，温经通络。主治动脉硬化闭塞症。症见肢端有瘀点、瘀斑，皮色青紫，或有关节屈伸不利。
【出处】《中医外治杂志》。

痢疾

炒荞麦粉

【配方】荞麦粉、红糖各适量。
【做法】将荞麦粉入锅中炒到微黄，待其冷却后，加红糖拌匀。
【用法】每次服15克，每日3次，用开水送服。
【功效】适用于痢疾。轻者1日恢复，重者1周可愈。
【出处】《本草纲目》。

陈醋杨梅

【配方】杨梅250克，陈醋500毫升。
【做法】将杨梅洗净，浸入陈醋中，密封10天。
【用法】每日服3次，每次2~3枚。

第三章 急症奇方妙治

【功效】消炎收敛。适用于痢疾。
【出处】《本草纲目》。

疟疾

青蒿鲜汁

【配方】青蒿（鲜叶、嫩枝）300～400克。
【用法】取上药稍加凉开水，浸泡数分钟后用纱布包裹榨汁，代茶频服。
【功效】和解表里，杀虫截疟。适用于疟疾，寒热往来，定时而作。
【出处】《青蒿鲜汁治疟疾疗效观察》。

马鞭草煎剂

【配方】新鲜马鞭草100～250克。
【做法】上药加水500毫升，熬煎至300毫升。
【用法】在疟疾发作前4小时、2小时各服1次，连服5～7天。
【功效】和解表里，除疟杀虫。主治疟疾，寒热往来，定时而作。
【出处】《中草药通讯》。

一年蓬煎剂

【配方】新鲜一年蓬50克。
【做法】加水200毫升，把一年蓬熬煎至50毫升。
【用法】在疟疾发作前4小时、2小时各服1次，连服5～7天。
【功效】和解表里，除疟杀虫。适用于疟疾，寒热往来，定时而作。
【出处】《中草药通讯》。

鸡蛋辣椒花

【配方】鸡蛋1个，新鲜辣椒花数朵。
【用法】煮熟，空腹时食用。一般1次即有效，如病顽固，可连食几日。

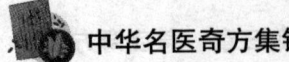 中华名医奇方集锦

【功效】主治疟疾。
【出处】《难症奇方妙用》。

大蒜敷脉口

【配方】新鲜大蒜头若干。
【用法】将蒜头捣烂,用手帕包上,在疟疾发作前放在脉口上(中医切脉处),男左女右。
【功效】主治疟疾。
【出处】《难症奇方妙用》。

二甘散贴脐

【配方】甘草、甘遂各等份。
【用法】每次取本散0.5~1克,用药棉裹之如球状,于疟疾发作前2小时放置于肚脐内,外盖纱布,以胶布固定,贴紧,勿泄气。每次贴1~2天。
【功效】主治疟疾。
【出处】《新中医》《中药脐疗法》。

神经衰弱

枸杞粥

【配方】枸杞子60克,大米120克。
【做法】将枸杞子洗净,择去杂质备用。将大米淘洗干净,下锅煮至半熟,倒入枸杞子一同煮熟即可。
【用法】佐餐食用。
【功效】有补肾明目聪耳之功,对头昏眼花耳鸣有效。
【出处】《本草纲目》。

第三章 急症奇方妙治

🎁 小麦粥

【配方】小麦、粳米各100克,大枣6枚。

【做法】取小麦,洗净,放入适量水中,煮沸20~30分钟后捞出,加入淘净的粳米、去核大枣煮熟后食用。

【用法】每日1~2次,连服5~6天。

【功效】安神,可用于神经衰弱。

【出处】《本草纲目》。

痈

🎁 半枝莲饮

【配方】鼠牙半枝莲30克。

【做法】上药捣汁。

【用法】陈酒和服。渣敷留头,取汗而愈。

【功效】清热解毒,散肿消痈。主治痈属邪热壅阻者。症见患处红肿,上有粟粒样脓头,疼痛难熬,无体热便秘。

【出处】《百草镜》。

🎁 葱归溻肿汤

【配方】当归9克,甘草9克,独活9克,白芷9克,葱头7个。

【做法】上药5味,以水600毫升,煎至汤醇,滤去滓。

【用法】用绢帛蘸汤热洗,以疮内热痒为度。如温再易之。

【功效】清热解毒,散肿止痛。主治痈(轻证)初肿将溃者。

【出处】《医宗金鉴》。

🎁 托里透脓汤

【配方】党参6克,生黄芪10克,白术3克,当归6克,穿山甲、白芷各3克,升麻2克,皂角刺5克,青皮、甘草节各2克。

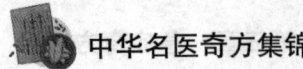 中华名医奇方集锦

【用法】水煎，每日1剂，半饿时分3次服下，每次冲酒少许服用。疮疡已溃者忌用。
【功效】益气活血，托里透脓。主治气血亏损，痈疮将溃，体虚邪盛，脓成未溃，紫陷无脓，根脚散大。舌淡苔白，脉虚缓者。
【出处】《医宗金鉴》。

托里定痛汤
【配方】熟地黄15克，当归、白芍、川芎各9克，乳香、没药各7克，罂粟壳6克，肉桂2克。
【用法】水煎，每日1剂，半饿时分3次温服。实热者忌用。
【功效】补血行瘀，内托止痛。主治痈疽溃后，因体弱血虚疼痛者。
【出处】《外科正宗》。

疖

野菊绿豆汤
【配方】野菊花12克，绿豆衣12克，金银花20克，蒲公英15克，生甘草6克。
【做法】取上药，加水500毫升同煎。先用武火煎沸，再改用文火续煎30分钟。
【用法】每剂服2次，每日1剂。
【功效】清暑解毒。主治疖属暑湿蕴结者。症见皮肤小疖，范围局限，红热灼痛。
【出处】《实用单方验方大全》。

热疖方
【配方】银花20克。
【用法】水煎服，每日1剂。
【功效】清热解毒，凉营和血。主治疖。症见患处突起，形似锥，灼热疼

痛，脓成溃破，数日而愈，或有发热、口渴。
【出处】《中医外科学》。

五味消毒饮
【配方】金银花、紫花地丁、紫背天葵子、蒲公英、野菊花，酒少量。
【用法】水煎服，每日1剂。
【功效】清热解毒。主治疖，轻者疖肿只有一两个，多则可散发全身，或簇集一处，或此愈彼起。
【出处】《医宗金鉴》。

大黄黄柏五倍子
【配方】大黄、黄柏、五倍子。任选1种，每种30克，或3种同用各等量。
【做法】研为细末，用食醋适量，调为糊状。
【用法】敷于患处，每日4~5次。
【功效】主治疖。
【出处】《外科正宗》。

鲜马兰头
【配方】鲜马兰头100克，白酒适量。
【用法】鲜马兰头加食盐少许，捣烂用酒拌成糊状，涂敷于疖痈患处。
【功效】主治疖、痈。
【出处】《实用单方验方大全》。

丹毒

板蓝牛蒡汤
【配方】板蓝根50克，马齿苋100克，野菊花30克，牛蒡子15克。
【做法】取上药，加水800毫升同煎。先用武火煎沸，再改用文火续煎30

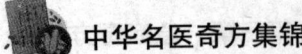

分钟。
【用法】每剂煎服2~3次,每日1剂。
【功效】疏风清热,凉血解毒。主治抱头火丹属风火邪毒者。症见头面部出现小片红斑,迅速蔓延成片,肿胀疼痛,境界清楚。
【出处】《实用单方验方大全》。

升麻饮子

【配方】升麻0.3克,黄芩0.3克,栀仁0.3克,通草0.3克,犀角0.15克,大黄0.15克,朴硝(汤成下)0.9克。
【用法】水煎,每日1剂,分3次服。
【功效】清热凉血解毒。主治小儿丹毒。症见赤如胭脂,或稍带白色,肿而壮热。
【出处】《保童秘要》。

急性蜂窝织炎

五味消毒饮

【配方】金银花15克,野菊花12克,蒲公英12克,紫花地丁15克,紫花天葵子6克。
【用法】水煎,加烧酒1~2匙合服。药渣可捣烂敷患部。
【功效】清热解毒,消散疔疮。主治蜂窝织炎属风热挟痰者。症见局部红肿,或发热。舌红,脉数。
【出处】《医宗金鉴》。

五神汤

【配方】金银花20克,紫花地丁20克,川牛膝10克,茯苓10克,车前子10克。
【做法】取上药,加水600毫升同煎。先用武火煎沸,再改用文火续煎30分钟。

【用法】每日1剂,每剂煎服2次。
【功效】清热解毒,和营化湿。主治急性蜂窝织炎属湿热下注者。症见局部红肿、灼热疼痛,红肿以中间为明显、四周较淡。
【出处】《外科真诠》。

急性阑尾炎

大蒜芒硝
【配方】大蒜120克,芒硝60克,生大黄粉50克,醋250毫升。
【用法】将大蒜和芒硝共捣烂如泥,备用。另取大黄粉,用醋调成糊状。治疗时以右下腹压痛明显处或麦氏点为中心,盖1块小纱布保护皮肤,然后将大蒜芒硝泥摊在凡士林纱布上,放于痛处,上面再盖凡士林纱布,再盖1块纱布垫,胶布固定。2小时后去药,用醋洗净皮肤,改敷大黄醋糊剂,覆盖纱布垫如前,8小时后揭去。敷药后24小时不见效可再敷1次。
【功效】主治急性单纯性阑尾炎。
【出处】《难症奇方妙用》。

九里香草
【配方】九里香草12克,酒200毫升,糖适量。
【做法】取九里香枝叶细切(干者12克,鲜者20克),加米酒浸1~2日,过滤,加糖搅匀即成。
【用法】每次饮5~10毫升,每日1~2次。
【功效】主治肠痈。
【出处】《难症奇方妙用》。

野菊花
【配方】鲜野菊花60克,败酱草15~60克,紫花地丁30克。

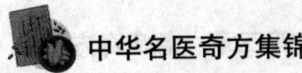中华名医奇方集锦

【用法】任选其中1种,水煎。每日1剂,分3～4次服。
【功效】主治急性阑尾炎。
【出处】《难症奇方妙用》。

马齿苋
【配方】新鲜马齿苋120克(干者30克),绿豆30～60克。
【用法】煎汤,分2～3次服下。
【功效】主治急性阑尾炎。
【出处】《中医偏方大全》。

地榆当归
【配方】地榆20克,当归20克,黄芩20克,金银花20克,生薏苡仁30克,玄参20克,麦冬12克。
【用法】水煎服。急性患者1剂即愈,慢性患者多在4～6剂痊愈。
【功效】主治急、慢性阑尾炎。
【出处】《华佗神医秘方真传》。

急性胰腺炎

消胰1方
【配方】生大黄(后下)15克,龙胆草9克,白芍15克,木香9克,延胡索9克。
【做法】取上药,加水500毫升同煎。先用武火煎沸,再改用文火续煎30分钟,煎成200毫升。
【用法】每日1剂,分2次服。
【功效】疏肝健脾,理气止痛。主治急性胰腺炎属肝脾气滞者。症见上腹部阵痛或窜痛,恶心、呕吐,上腹轻压痛,可有轻度肌紧张。
【出处】《中医外科学》。

清胰2方

【配方】生大黄（后下）15克，厚朴9克，木香9克，芒硝（冲）9克。

【做法】取上药，加水500毫升同煎。先用武火煎沸，再改用文火续煎30分钟，煎成200毫升。

【用法】每日2～3剂，分4～6次服。

【功效】清热逐水，通腑攻下。主治急性胰腺炎属脾胃实热者。症见全上腹突发剧烈胀痛，拒按，或痛如刀割，呈持续性或阵发性加剧，中上腹有明显压痛、肌紧张，肠鸣音减弱，呕吐频繁，呕吐后腹痛并不缓解，口干渴，大便秘结，小便短赤。

【出处】《中医外科学》。

急性肠梗阻

芒硝莱菔子汤

【配方】芒硝30克，莱菔子100克。

【做法】将莱菔子砸碎，加水300毫升，文火煎至100毫升，滤除药渣，加入芒硝拌匀备用。

【用法】插入胃管抽尽胃液，注入药液，胃管夹闭30分钟再松开，持续胃液减压。观察6小时后，无肛门排气或排便者可重复用药1次，但每天用药不得超过2剂，治疗期间需禁食及静脉补液。

【功效】行气，消胀，通便。主治粘连性肠梗阻属气滞者。症见腹部手术后，腹痛阵作，痛时自觉气体窜行，伴肠鸣音亢进，或腹部可见肠型和蠕动波，或持续胀痛，腹部稍膨胀。并有恶心呕吐，无排便及排气，腹软，无腹膜刺激征。

【出处】《难症奇方妙用》。

乌黄姜蜜饮

【配方】乌梅、大黄各30克，干姜20克，蜂蜜100克。

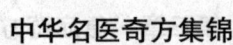

【做法】先将干姜、乌梅用清水300毫升煎10分钟,再将大黄、蜂蜜入煎3分钟即可。

【用法】取少量药汁频频口服。如6小时后未见好转,可将药液由肛门灌肠。

【功效】润燥滑肠,解毒排虫。主治蛔虫性肠梗阻属气滞者。症见腹痛阵作,腹部稍膨胀,扪诊可摸到能移动的条状肿物,并可随肠管收缩而变硬,有时可以看见此肿物。并有恶心、呕吐,无排便及排气,腹软,无腹膜刺激征。

【出处】《难症奇方妙用》。

闭塞性动脉硬化症

回阳通脉饮

【配方】党参15克,白术15克,肉桂5～15克,炙黄芪15克,熟地15克。

【做法】取上药,加水700毫升同煎。先用武火煎沸,再改用文火续煎30分钟。

【用法】每日1剂,每剂煎服2次。

【功效】温经散寒,活血化瘀。主治闭塞性动脉硬化症属气滞血瘀者。症见患肢发凉、麻木,肢端青紫瘀斑。

【出处】《周围血管病中医研究最新全书》。

五味消毒饮

【配方】金银花10克,野菊花15克,紫花地丁15克,蒲公英20克,天葵子10克。

【做法】取上药,加水800毫升同煎。先用武火煎沸,再改用文火续煎30分钟。

【用法】每日1剂,每剂煎服2次。

【功效】清热利湿,解毒消肿。主治闭塞性动脉硬化症属湿热毒蕴者。症见肢端发黑坏死,肿胀明显伴灼热疼痛。

【出处】《医宗金鉴》。

第三章 急症奇方妙治

破伤风

玉真散加减

【配方】防风、白芷各5克,地龙4克,南星、天麻、羌活、白附子各3克。
【做法】将中药煎汤服用。
【用法】每日1剂。
【功效】祛风散邪,疏经活络。主治破伤风属风毒在表者。症见喷嚏多啼,烦躁不安,张口不利,吮乳口松,轻度吞咽困难,牙关紧闭,周身拘急,抽搐较轻。无寒热,舌质淡红,苔薄白,指纹红,相当于本病的先兆期。
【出处】《医宗金鉴》。

南星钩藤汤

【配方】生天南星、钩藤各10克,防风、蝉蜕、僵蚕、天麻各6克,全蝎3克。
【做法】水煎3次,取药液100毫升,加黄酒2毫升。
【用法】不拘时喂服。
【功效】祛风止痉。主治破伤风属风毒在表者。症见轻度吞咽困难,牙关紧闭,周身拘急,痉挛期短,间歇期长。
【出处】《医宗金鉴》。

榆丁散

【配方】防风、地榆、紫花地丁、马齿苋各15克。
【做法】共研细末。
【用法】每服9克,温米汤调下。
【功效】祛风止痉。主治破伤风属邪在半表半里者。症见轻度吞咽困难,牙关紧闭,周身拘急,痉挛期短,间歇期长,头汗出而身无汗。
【出处】《医宗金鉴》。

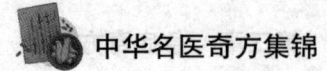

褥疮

杨氏褥疮膏

【配方】当归20克,红花20克,象皮20克,酒大黄20克,紫草20克,血竭6克,川朴6克,乳香10克,没药10克,金银花10克,连翘10克,阿胶30克。

【做法】以足量麻油将上药浸泡36小时以上,然后煎至油沸,待药为金黄色时捞出。药液加白蜡30克,制纱条备用。

【用法】先以生理盐水冲洗疮面,常规消毒后外敷本品,用胶布固定。

【功效】活血拔毒,祛瘀生肌。主治褥疮。

【出处】《当代中药外治十科百病千方》。

金黄散加胆汁

【配方】如意金黄散10克,猪胆汁100毫升。

【做法】将上药调成糊状备用。

【用法】先用2%的碘酒、75%的酒精消毒患处周围皮肤,去除坏死组织,用生理盐水清创,再用棉签蘸取本品敷于疮面,厚度0.4毫米,消毒纱布覆盖。每日1~2次。

【功效】清热拔毒,祛瘀消肿。主治褥疮。

【出处】《当代中药外治十科百病千方》。

芎参花酒

【配方】川芎10克,丹参10克,红花10克。

【做法】上药放入50%的酒精500毫升中密封浸泡1个月以上,滤出药液备用。

【用法】用于预防褥疮,每2~4小时翻身,在骨骼隆起受压处涂擦药液1次,3~5分钟后外敷滑石粉。用于治疗褥疮,对褥疮早期者,每日涂药液4~6次;对褥疮晚期者,每日在疮面周围涂药液6~8次,保持疮面清洁,防止局部再次受压。

【功效】活血拔毒,祛瘀生肌。主治褥疮。

【出处】《当代中药外治十科百病千方》。

皮脂腺囊肿

金黄油膏

【配方】天花粉300克,黄柏150克,大黄150克,姜黄150克,白芷150克,陈皮60克,厚朴60克,甘草60克,苍术60克,天南星60克。

【做法】药共研为细粉,按粉末与凡士林1∶4的比例,调匀成膏。

【用法】外敷患处。

【功效】清热除湿,散瘀化痰,止痛消肿。主治一切疖、痈、疽、疔有阳证表现者。

【注意事项】本方适用于实证,虚证者忌用。皮肤过敏者禁用。本药有小毒,不宜长期使用。

【出处】《外科正宗》。

玉露油膏

【配方】芙蓉叶(去梗茎)细末60克,凡士林240克。

【做法】先将凡士林烊化冷却,再将芙蓉叶细末徐徐调入即成。并可加入10滴医用石炭酸,或用麻油、菊花蕾、银花露等调匀。

【用法】敷患处。

【功效】凉血,清热,退肿。主治阳证疮疡,如皮脂腺囊肿感染。

【出处】《药奁启秘》。

阳毒内消散

【配方】麝香6克,冰片6克,白及12克,南星12克,姜黄12克,炒甲片12克,樟冰12克,轻粉9克,胆矾9克,铜绿12克,青黛6克。

【做法】研极细末。

【用法】掺膏药内贴敷。

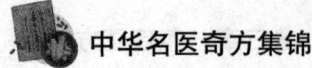

【功效】活血止痛，解毒消肿。主治疮疡属阳证者。

【注意事项】本方主要用于热毒、湿火等引起的阳证疮疡，肿势漫平、皮色微红的阴证疮疡禁用。

【出处】《药蔹启秘》。

甲状腺腺瘤

消瘿膏

【配方】夏枯草30克，三棱30克，莪术30克，牡蛎20克，半夏20克，海藻40克，昆布40克，白芷15克，黄芩15克，穿山甲10克。

【做法】把以上药物加入植物油中，煎至药物为炭后过滤，去掉药渣，重新加热药油，再加入樟丹调匀成膏。

【用法】外敷患处，每4天敷1次，30天为1个疗程，一般1~2个疗程即可有效。

【功效】理气祛瘀，化痰软坚。主治甲状腺腺瘤。

【出处】《中医药信息》。

散瘿饼

【配方】昆布30克，海藻30克，黄药子30克，夏枯草30克，丹参30克，生牡蛎30克，三棱30克，莪术30克，麝香末3克，面粉适量。

【做法】诸药除麝香末外混合，研为粗末，加水置于砂锅中煎2次，去渣，取2次药液混合熬成厚膏备用。

【用法】临用时，取15克，加面粉适量捏成圆饼（直径约1.5厘米），蒸熟，再把麝香末0.5克纳入脐中，上置药饼，胶布固定。2日换药1次，3个月为1个疗程。

【功效】化痰软坚，破血散结。主治甲状腺腺瘤。

【出处】《中医脐疗大全》。

第三章 急症奇方妙治

甲状腺炎

铁箍散

【配方】生川乌30克,生草乌30克,生半夏30克,赤小豆30克,芙蓉叶30克,五倍子30克,白及30克。

【做法】以上7味,粉碎成细粉,过筛,混匀,即得。

【用法】醋或蜂蜜调敷患处,中间留一孔透气。

【功效】解毒消肿,软坚止痛。主治无名肿毒初起,根脚散漫,或初起无头,红肿坚硬,久不消溃者,如慢性甲状腺炎。

【注意事项】本品有毒,切勿入口。已破者勿用。

【出处】《证治准绳·幼科》卷三。

阴铁箍散

【配方】降香末250克,大黄1500克,乳香120克,赤小豆1500克,没药120克,黄芩240克,土木鳖500克,生南星120克,山慈姑120克,陈小粉(炒黑,研)5000克。

【做法】上药研细末,混合均匀。

【用法】用陈醋调敷疮疡四周。

【功效】清热解毒,消肿止痛。主治阳证疮疡。

【出处】《疡科心得集》。

甲状腺癌

狼毒

【配方】狼毒3克,鸡蛋2个。

【做法】将狼毒放入200毫升水中先煎10分钟,再磕入鸡蛋煮熟。

【用法】吃蛋,喝汤,不吃狼毒。

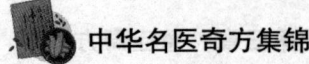 中华名医奇方集锦

【功效】破积攻坚,祛瘀散结。主治甲状腺癌中晚期。
【出处】《中医偏方大全》。

黄药子土茯苓
【配方】黄药子、土茯苓、野菊花各50克。
【做法】将上药水煎取滤液,加氯化钠20克,取浓缩滤液200毫升,冷却,取澄清液备用。
【用法】先将患处皮肤消毒,医者固定囊肿,用0.5%利多卡因局麻后,针头刺至囊肿内部,向前推进约0.3厘米,抽净囊肿内液体。再用上药液15毫升,囊内注入,约5分钟后,又抽出药液。并用药粉(含白芥子2份,硇砂1份。共研细末,过60目筛)适量,撒麝香上,外敷患处。每周1次,3次为1个疗程。
【功效】清热解毒。主治甲状腺癌。
【出处】《中医偏方大全》。

蛇皮鸡蛋
【配方】蛇皮2克,鸡蛋1枚。
【做法】将蛋打一小孔,装入蛇皮末,封口煮食。
【用法】每次服1枚,每日2次,连服60天为1个疗程。
【功效】解毒消肿。主治甲状腺癌。
【出处】《中医偏方大全》。

蛤肉紫菜
【配方】蛤肉(带壳)60克,紫菜30克。
【用法】水煮,吃肉,喝汤。每日1剂,连服1个月为1个疗程,休息3天。可连用8个疗程。
【功效】清热解毒,软坚化痰。主治甲状腺癌。
【出处】《中医偏方大全》。

第三章 急症奇方妙治

急性咽炎

利咽散

【配方】山豆根6克,桔梗6克,甘草3克,玄参10克,绿豆20克。

【做法】取上药,加水800毫升同煎。先用武火煎沸,再改用文火煎30分钟。

【用法】药汁1次服完,每日1剂。

【功效】清热养阴,解毒利咽。主治急性咽炎属风热外袭型,伴有伤阴者。症见咽痛,口干,发热,咽部轻度充血等。

【出处】《疡医大全》。

桔梗汤

【配方】桔梗6克,甘草3克。

【做法】取上药,加水500毫升同煎。先用武火煎沸,再改用文火煎30分钟。

【用法】药汁1次服完,每日1剂。

【功效】宣肺利咽,清热解毒。主治急性咽炎属风热外袭型。症见咽痛,口微渴,发热,微恶寒,咽部轻度充血、水肿。舌边尖红、苔薄白,脉浮数。

【出处】《伤寒论》。

甘桔元射汤

【配方】甘草6克,桔梗6克,元参3克,射干3克。

【做法】取上药,加水800毫升同煎。先用武火煎沸,再改用文火煎30分钟。

【用法】药汁1次服完,每日1剂。

【功效】养阴清热,利咽开音。主治急性咽炎属风热外袭型,伴有伤阴者。症见咽痛,口干,发热,微恶寒,声音嘶哑,咽部轻度充血等。

【出处】《四圣悬枢》。

急性扁桃体炎

紫正散

【配方】紫荆皮6克，荆芥穗3克，防风3克，细辛1克。
【做法】取上药，加水500毫升同煎。先用武火煎沸，再改用文火煎30分钟。
【用法】药汁1次服完，每日1剂。
【功效】疏风，祛邪，利咽。用于急性扁桃体炎初期。症见恶寒微发热，咽痛，扁桃体肿大充血不明显。
【出处】《重楼玉钥》。

二一煎

【配方】一枝黄花12～20克，一点红15～30克。
【做法】取上药，加水500毫升同煎。先用武火煎沸，再改用文火煎30分钟。
【用法】药汁1次服完，每日1剂。
【功效】清热解毒，利咽。主治急性扁桃体炎初期属风热外侵型。症见咽痛，轻度吞咽困难，伴发热、恶寒、咳嗽、咯痰等，咽黏膜及扁桃体充血，未成脓。舌苔薄白，脉浮数。
【出处】《二一煎治疗小儿急性扁桃体炎》。

七叶一枝花散

【配方】七叶一枝花。
【做法】将七叶一枝花根茎切片、晒干、熏烤、研成细末，过80目筛。
【用法】每次服2克，开水冲服，每日3次。
【功效】清热解毒，利咽。主治急性化脓性扁桃体炎属胃火炽盛型。症见咽痛较甚，吞咽困难；身热、口渴，大便秘结；咽部及扁桃体充血红肿，见有脓点或小脓肿。舌红、苔黄，脉数。
【出处】《七叶一枝花散剂治疗急性化脓性扁桃体炎30例》。

第三章 急症奇方妙治

中风

牵正散合导痰汤

【配方】白附子12克，僵蚕10克，全蝎5克，法半夏15克，胆南星12克，地龙10克，陈皮6克，钩藤15克，甘草6克。
【用法】水煎服，每日1剂。
【功效】祛风化痰通络。主治中风中经络属风痰阻络型。
【出处】《杨氏家藏方》。

息风化痰汤

【配方】钩藤15克，半夏、天南星、天麻、红花、生姜、桂枝各10克，竹沥10毫升，甘草5克，鸡血藤30克。
【用法】水煎服，每日1剂。
【功效】平肝息风，化痰通络。主治中风中经络属风痰阻络型。
【出处】《湖南中医杂志》。

培元通经息风汤

【配方】当归10克，生黄芪30克，生地黄15克，赤芍15克，白芍15克，天竺黄（后下）10克，全蝎8克，白蒺藜15克，地龙15克，胆南星10克，竹沥汁20毫升，天麻15克，钩藤15克，白附子10克，桂枝10克。
【用法】水煎服，每日1剂。
【功效】益气养血，活血通络，平肝息风。主治中风。
【出处】《湖南中医杂志》。

散风通络汤

【配方】豨莶草15克，老鹳草12克，桑枝20克，牛膝12克，秦艽12克，木瓜10克，地龙10克，海风藤15克，丹参12克，赤芍10克，土鳖虫10克，全蝎6克，僵蚕10克。
【用法】水煎服，每日1剂。

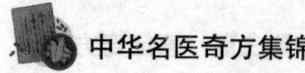
中华名医奇方集锦

【功效】散风活血通络。主治中风中经络。
【出处】《辽宁中医杂志》。

眩晕

张氏眩晕方
【配方】泽泻24克，生白术9克，钩藤15克。
【用法】水煎服，每日1剂。
【功效】健脾利水，消肿。主治内耳眩晕。
【出处】《中国中医秘方大全》。

半夏白术天麻汤
【配方】半夏9克，白术9克，天麻9克，茯苓9克。
【用法】水煎服，每日1剂。
【功效】化痰降浊，健脾和胃。主治痰浊中阻型眩晕。
【出处】《中国中医秘方大全》。

天麻钩藤汤
【配方】天麻9克，钩藤9克，石决明30克，山栀9克，茯苓9克，菊花9克，
白芍9克，代赭石15克，陈皮9克。
【用法】水煎服，每日1剂。
【功效】平肝息风，和胃降浊。主治肝阳上亢型眩晕。
【出处】《中国中医秘方大全》。

补中益气汤
【配方】党参9克，黄芪15克，白术9克，陈皮9克，升麻9克，归身9克，
钩藤9克，半夏9克，茯苓9克。
【用法】水煎服，每日1剂。

【功效】补中益气,养血息风。主治中气不足型眩晕。
【出处】《中国中医秘方大全》。

白血病

鸡血藤虎杖
【配方】鸡血藤30克,虎杖30克,花生衣3克,大枣60克。
【用法】水煎服,每日1剂。
【功效】清热解毒,活血化瘀。主治急性白血病。
【出处】《难症奇方妙用》。

胡萝卜汁
【配方】胡萝卜汁。
【用法】胡萝卜汁长期应用,每天至少2000毫升。
【功效】益气解毒。主治白血病。
【出处】《妙药奇方》。

青黛雄黄
【配方】青黛粉80克,雄黄粉20克。
【做法】共研粉末,混匀压片。
【用法】每次3克,每日3次,饭后服。
【功效】解毒散结。主治慢性粒细胞型白血病。
【出处】《难症奇方妙用》。

鸡血藤
【配方】鸡血藤30克。
【用法】长期煎服。
【功效】活血通络。主治放射线引起的白血病。

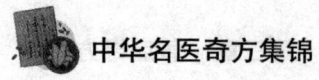

【出处】《中医偏方大全》。

鼻咽癌

甘遂甜瓜蒂
【配方】甘遂末、甜瓜蒂各3克，硼砂、飞朱砂各1.5克。
【用法】共研为细末，吹入鼻内。切勿入口。
【功效】清热解毒，散结消肿。主治鼻腔乳头状瘤、鼻咽癌。
【出处】《中医偏方大全》。

半枝莲紫草
【配方】半枝莲60克，野区区根60克，紫草30克，白花蛇舌草30克，甘草6克，干蟾皮12克，急性子12克，天龙2条，姜半夏6克，丹参30克。
【用法】口服，每日1剂，分头道、二道煎服。
【功效】清热解毒，活血化瘀。主治鼻咽癌。
【注意事项】个别患者服药后可出现便溏、恶心、纳差等反应，应分3次徐徐服之。
【出处】《中医偏方大全》。

生地黄
【配方】生地黄10克，石斛、百合、夏枯草、板蓝根各15克，麦冬、天冬、沙参、杭菊、连翘各12克，五味子6克。
【用法】水煎服，每日1剂。
【功效】清热解毒，养阴益胃。主治鼻咽癌放疗后肺胃阴虚者。症见口干口苦、咽干、牙龈肿痛、便秘、午后潮热、鼻出血等。
【出处】《中医偏方大全》。

银花双钩藤

【配方】银花、双钩藤、生白芍各15克,生甘草、明天麻、白菊花、牡丹皮、炒桑枝各10克,生石决明20克(杵,先煎)。

【用法】水煎服,每日1剂。

【功效】平肝潜阳,通络解毒。主治鼻咽癌化疗过程中面神经麻痹,证属放疗热毒伤肝、肝风动络者。

【出处】《中医偏方大全》。

食管癌

干蟾皮

【配方】干蟾皮0.3克,山药粉适量。

【做法】水泛为丸,如绿豆大。

【用法】每次4丸,每日3次。

【功效】驱邪扶正。主治食管癌。

【出处】《中医偏方大全》。

韭菜鸡蛋

【配方】韭菜(挤汁)20毫升,蒸鸡蛋2枚。

【用法】每日分2次吞服,常服。

【功效】通胃气,散郁结,除胃气。主治食管癌。

【出处】《中医偏方大全》。

柿饼

【配方】柿饼2枚。

【用法】细嚼噙化,常服。

【功效】润肺,涩肠,止血。主治食管癌。

【注意事项】柿饼为柿科植物柿的果实经加工而成。脾胃虚寒,痰湿内盛

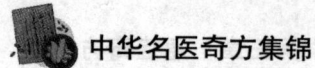 中华名医奇方集锦

者不宜食。

【出处】《中医偏方大全》。

水蛭

【配方】水蛭10克,海藻30克。

【做法】共研细末,每服6克。

【用法】黄酒送服。

【功效】活血化瘀消积。主治食管癌。

【出处】《中医偏方大全》。

壁虎天葵子

【配方】壁虎10条,天葵子30克。

【做法】将上药浸入黄酒内,1周后即成。

【用法】每次10毫升,每日数次,频频咽下。

【功效】治疗食管癌。

【出处】《中医偏方大全》。

肺癌

桔梗枇杷叶

【配方】桔梗12克,枇杷叶15克,百合12克,地骨皮12克,麦冬12克,黄芪24克,鱼腥草20克,白术18克,北沙参18克,款冬花12克,七叶一枝花15克,猫爪草18克,百部12克,陈皮6克,野荞麦12克。

【用法】水煎服,每日1剂。

【功效】活血化瘀,化痰散结。主治肺癌。

【出处】《中医偏方大全》。

第三章 急症奇方妙治

🎗 鱼腥草清肺汤

【配方】鱼腥草、沙参、玉竹各50克,鸭子1只。

【做法】将鸭子洗净去毛、去内脏,与前3味药同入锅内,文火煎煮1~2小时。

【用法】食肉,饮汤。

【功效】养阴清肺。辅助治疗肺癌。症见口干舌燥,尿黄。舌红,脉细数等。

【出处】《中医偏方大全》。

🎗 灵芝汤

【配方】灵芝、百合各25克,南沙参、北沙参各15克。

【用法】水煎,每日1剂,分2次服。

【功效】补益肺气。适用于肺癌患者放、化疗前或放、化疗期间服用。

【出处】《中医偏方大全》。

肝癌

🎗 干燥鼠妇

【配方】干燥鼠妇60克。

【用法】加水适量,水煎2次,混合后分4次口服,每日1剂。

【功效】破血利水,解毒止痛。主治肝癌剧痛。

【出处】《中医偏方大全》。

🎗 活蟾蜍

【配方】活蟾蜍3只,大蒜1枚。

【做法】将蟾蜍剥去皮,把大蒜捣烂涂在蟾蜍皮上。

【用法】外敷于痛处。

【功效】解毒止痛。主治肝癌疼痛。

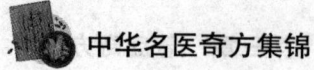中华名医奇方集锦

【出处】中医苏宝根方。

八月札

【配方】八月札、石燕、马鞭草各30克。
【用法】水煎服，每日1剂。
【功效】疏肝理气，活血解毒。主治肝痛。
【出处】中医苏宝根方。

半枝莲

【配方】半枝莲、半边莲各30克，玉簪根9克，薏苡仁30克。
【用法】水煎服，每日1剂。
【功效】清热解毒，化湿消肿。主治肝癌。
【出处】中医苏宝根方。

胃癌

菱粉粳米粥

【配方】菱粉30克，粳米50克。
【用法】粳米淘洗干净，如常法煮粥，待米熟时，调入菱粉，用小火烧至粥成。每日2次。
【功效】益肠胃，解内热，防癌肿。适用于年老体虚，慢性泄泻，胃肠道癌者食用。
【出处】《难症奇方妙用》。

生党参

【配方】生党参15克，茯苓12克，生黄芪15克，炒白术10克，生白芍12克，炒当归、广郁金各10克，醋青皮9克，炒莪术、京三棱各10克，绿萼梅6克，香谷芽10克。

第三章 急症奇方妙治

【用法】水煎服,每日1剂。
【功效】益气养血,化瘀散结。辅助治疗胃癌。
【出处】《中医杂志》。

龙葵白英

【配方】龙葵、白英、白花蛇舌草各30克,石见穿、干蟾皮、枸杞叶各15克,半枝莲、藤梨根各30克。
【用法】水煎服,每日1剂。
【功效】清热解毒,抗癌消结。适用于胃热炽盛之胃癌。
【出处】《中医杂志》。

琥珀血竭

【配方】琥珀30克,血竭60克,京墨、灵脂、海带、南星(姜炒)、木香各15克,麝香6克。
【做法】共为细末,蜜丸,每丸重3克。
【用法】每次1丸,黄酒送服。
【功效】有活瘀止痛之效。适用于血瘀型胃癌。
【出处】《中医杂志》。

肠癌

白头翁

【配方】白头翁30克,马齿苋、白花蛇舌草、山慈姑各15克,黄柏、象贝母、当归、赤芍、广木香、炒枳壳各10克。
【加减】便脓血者,加贯众炭、侧柏炭、生地榆等;腹痛便秘者,加延胡索、栝楼仁、火麻仁等;便溏者,加诃子、赤石脂、石榴皮等;腹部触及肿块者,加鳖甲、龟甲、穿山甲等;淋巴转移者,加夏枯草、海藻、昆布等;气血衰败者,加党参、黄芪、黄精等。

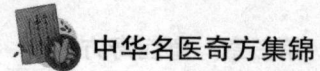

【做法】将上药水煎3次后合并药液,分早、中、晚内服,每日1剂,3个月为1个疗程。并用槐花、鸦胆子各15克,败酱草、土茯苓、白花蛇舌草各30克,花蕊石60克,血竭、皂角刺各10克,浓煎后保留灌肠。
【用法】每日1次。
【功效】凉血解毒滋阴,活血行气止痛。主治晚期直肠癌。
【出处】《难症奇方妙用》。

黄芪

【配方】黄芪30克,黄精、枸杞子、鸡血藤、槐花、败酱草、马齿苋、仙鹤草、白英各15克。
【加减】脾肾两虚型者,加党参15克,白术、菟丝子、女贞子各10克;脾胃不和者,加党参15克,白术、陈皮、茯苓、半夏各10克;心脾两虚者,加党参、枣仁各15克,茯苓、当归各10克。
【做法】将上药水煎后,分2~3次内服。本方亦可随证加减。
【用法】每日1剂。
【功效】益气养阴,活血解毒。主治大肠癌。
【出处】《难症奇方妙用》。

大黄玄明粉

【配方】生大黄(后下)、玄明粉、枳实、厚朴各9克,白花蛇舌草、蒲公英各30克,金银花、玄参各9克。
【做法】将上药浓煎成200毫升。
【用法】术前3日起每日下午服用本方头煎,至术前晚上再用原方二煎做一次性灌肠。均不再予泻药和抗生素,不再做清洁灌肠。
【功效】清热解毒,活血祛瘀。用于大肠癌患者术前准备。
【出处】《难症奇方妙用》。

蛇床子苦参

【配方】蛇床子、苦参各30克,薄荷10克,雄黄10克,芒硝10克,大黄

10克。

【用法】先将蛇床子、苦参加水1000毫升，煮沸后加入大黄熬2分钟，再将雄黄、芒硝放入盆中，将药液倒入盆内搅拌，趁热熏肛门处，待水变温则坐浴，每晚1次，3个月为1个疗程。同时配合灌肠：鸦胆子15粒，白及15克，苦参、白头翁、徐长卿、乳香、没药各30克，加水1000毫升，熬至300~500毫升，晾温后用空针抽取，由远端造瘘口推入，隔日1次，3个月为1个疗程。

【功效】清热燥湿，解毒杀虫。主治肛管直肠癌。
【出处】《难症奇方妙用》。

膀胱癌

三蛇解毒汤

【配方】白花蛇舌草30克，龙葵30克，白英30克，土茯苓30克，蛇莓30克，蛇六谷30克，土大黄30克。
【用法】水煎服，每日1剂。
【功效】清热解毒，消瘀散结。主治膀胱癌。
【出处】《肿瘤良方大全》。

地榆炭汤

【配方】地榆炭100克，食醋500毫升。
【用法】将上药煎至300毫升，每日1剂，分次服完，每次服量不限。经过滤及高压灭菌后也可以做膀胱灌注用，每次20~30毫升。
【功效】凉血止血，解毒敛疮。主治膀胱癌。
【出处】《难症奇方妙用》。

生苡仁汤

【配方】生苡仁30克，赤小豆20克。

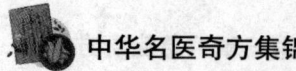 中华名医奇方集锦

【用法】煮粥晨服。常服。
【功效】清热解毒，利水排脓。主治膀胱癌。
【出处】《难症奇方妙用》。

蜀葵汤
【配方】干蜀葵40克。
【用法】水煎服，每日1剂。
【功效】利水通淋。主治膀胱癌。
【出处】《山东中医学院学报》。

胆囊炎

元明粉
【配方】元明粉9克。
【用法】冲服，每日1次。
【功效】主治气滞型胆囊炎。
【出处】《难症奇方妙用》。

金钱草茶饮
【配方】四川金钱草200克。
【用法】煎汤，代茶饮用。
【功效】利胆消炎。
【出处】《难症奇方妙用》。

核桃仁
【配方】核桃仁5~6个，冰糖及香油各适量。
【做法】将三种材料混合装盆，隔水蒸至冰糖完全融化。
【用法】每日1次。

第三章 急症奇方妙治

【功效】主治气滞型胆囊炎。
【出处】《难症奇方妙用》。

🎀 小麦汤

【配方】鲜嫩小麦秆100克（采取春天已灌浆，尚未成熟的小麦），白糖少许。
【做法】麦秆加水煮半小时左右，加白糖。
【用法】代茶饮，每次半小碗，每日3次。
【功效】消炎利胆。主治胆囊炎。
【出处】《中医偏方大全》。

胆石症

🎀 绿茶过路黄

【配方】绿茶1克，过路黄10克。
【用法】沸水冲泡，加盖5分钟。每天饮服，可反复冲泡至淡而无味为止。
【功效】主治胆结石。
【出处】《中医偏方大全》。

🎀 绿茶

【配方】绿茶。
【做法】晒干，研末，沸开水冲，趁热连茶末一起饮下。
【用法】每天晨起空腹和睡前各饮1次，其他时间随时可服。初服时每次2茶匙，每天服6次，约2年后，可改为每次1茶匙，每日4次。
【功效】主治胆结石。
【出处】《中医偏方大全》。

🎀 四川金钱草

【配方】四川金钱草125～250克。

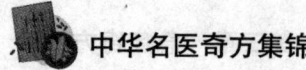中华名医奇方集锦

【用法】煎汤,代茶饮用。
【功效】有利胆作用,并能促使胆管炎的炎症消退,使淤积胆汁畅流,可防止结石再形成。主治胆囊结石和肝内胆管、胆总管结石。
【出处】《中医偏方大全》。

血栓闭塞性脉管炎

茵陈赤小豆汤

【配方】茵陈10克,赤小豆30克,薏苡仁30克,苦参10克,苍术10克,黄柏15克,防己10克,泽泻10克,佩兰10克,白豆蔻10克,甘草6克。
【用法】水煎服,每日1剂。
【功效】清热利湿,活血通络。主治血栓闭塞性脉管炎。
【出处】《验方新编》。

血府逐瘀汤

【配方】桃仁10克,红花6克,当归10克,生地黄15克,川芎10克,赤芍10克,牛膝30克,桔梗10克,柴胡10克,枳壳10克,甘草6克,延胡索10克,五灵脂10克,地龙10克,土鳖虫6克。
【用法】水煎服,每日1剂。
【功效】活血化瘀,扶正解毒。主治血栓闭塞性脉管炎属血瘀阻络型。
【出处】《医林改错》。

八珍汤

【配方】党参12克,白术10克,黄芪15克,当归10克,茯苓15克,川芎10克,赤芍10克,生地黄10克,银花12克,玄参10克。
【用法】水煎服,每日1剂。

【功效】补益气血，调和营卫。主治血栓闭塞性脉管炎属气血两虚型。
【出处】《正体类要》。

白珍珠散

【配方】白珍珠散。
【用法】用白珍珠散撒于疮面，外敷黄连素软膏。每日1次。
【功效】主治血栓闭塞性脉管炎，症见疮面肉芽组织紫暗者。
【出处】《难症奇方妙用》。

睑缘炎

苦参汤

【配方】苦参12克，五倍子、黄连、防风、荆芥穗、蕤仁各9克，白矾、白菊花各9克。
【做法】取上药加清水600毫升，煎沸5分钟，用纱布过滤，将药液倒入大碗内，待温时，用药棉蘸药水洗患眼部15分钟。
【用法】每日洗3次，每剂可连洗3日。
【功效】清热渗湿，化腐生肌。主治溃疡性睑缘炎。症见睑缘红赤糜烂，结痂，甚或出脓出血者。
【出处】《中医眼科临床实践》。

龙胆汤

【配方】龙胆草、滑石各15克，甘草5克，防风、细辛、川芎各10克。
【做法】将上药加水500毫升，煮沸15分钟后去渣，待温外洗患部。
【用法】每日洗2~3次，每剂用1日。
【功效】祛风清热，燥湿化瘀。主治湿热偏重型睑缘炎。症见睑弦红赤、溃烂、结痂，睫毛成束，痒痛并作，眵泪胶黏。

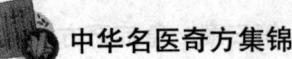 中华名医奇方集锦

【出处】《外治汇要》。

除湿汤

【配方】连翘15克，滑石9克，车前子6克，枳壳6克，黄连3克，黄芩9克，甘草6克，荆芥12克，防风12克，陈皮6克，茯苓12克。
【用法】水煎内服，每日1剂，分2次服。
【功效】清热除湿，祛风止痒。主治湿热偏盛型睑弦赤烂。症见睑弦红赤溃烂、出血、溢脓、眵泪胶黏。
【出处】《眼科纂要》。

银翘散

【配方】金银花12克，连翘12克，薄荷（后入）6克，淡豆豉9克，荆芥穗12克，牛蒡子12克，桔梗9克，甘草6克，淡竹叶12克，芦根12克。
【用法】水煎内服，每日1剂，分2次服。
【功效】祛风止痒，清热凉血。主治睑弦红赤干燥而起鳞屑者。
【出处】《温病条辨》。

急性传染性结膜炎

洗肝散

【配方】龙胆草、川芎各9克，山栀子、薄荷（后下）、防风、羌活各10克，当归尾12克，生地黄15克，大黄、甘草各6克。
【用法】水煎服，每日1剂，早、晚2次温服。晚上服药后再用药渣煎液熏洗眼部15分钟。
【功效】清热祛风，清肝活血，除湿止痒。主治急性卡他性结膜炎。
【出处】《中国中医眼科杂志》。

第三章　急症奇方妙治

消赤汤

【配方】柴胡、木通、紫草、川芎、赤芍、荆芥、大黄各10克，甘草6克，石膏30克。

【用法】水煎服，每日1剂，分2次服。每次药物煮沸后，用药液的热气熏眼直至药凉为止。

【功效】疏风泻热，解毒化瘀。主治流行性出血性结膜炎。

【出处】《江西中医药》。

祛风参芩汤

【配方】生地黄24克，赤芍12克，黄芩、羌活、徐长卿、苦参、生甘草各10克，麻黄6克。

【用法】水煎服，每日1剂，分2次服。

【功效】祛风清热，除湿明目。主治急性出血性结膜炎。

【出处】《中国中医眼科杂志》。

红眼洗

【配方】当归、明矾各6克，花椒9克，川大黄15克，芒硝、菊花各10克。

【用法】将上药（除芒硝外）加清水煎2次，每次煮沸15分钟。2次共取药汁600毫升，混匀，倒入大碗内，加入芒硝溶化搅匀。用毛巾将碗围住，嘱患者睁目俯碗上，趁热熏目、洗目，每次不少于30分钟，多则更好，不热可加温洗之。每日1剂，熏洗3次。

【功效】清热散风，消肿止痛。主治急性结膜炎，各种红眼病。

【出处】《百病中医熏洗熨擦疗法》。

睑腺炎

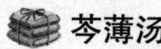 芩薄汤

【配方】黄芩6克，薄荷3克。

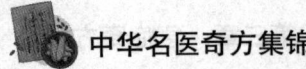

【用法】水煎服，每日1剂，分2~3次服，5日为1个疗程。
【功效】清热解毒，疏风明目。主治内、外睑腺炎。
【出处】《浙江中医杂志》。

秦皮汤

【配方】秦皮、黄连（去须）、细辛（去苗叶）各60克，黄柏15克，青盐30克。
【用法】将上药共研末，和匀。每用30克，以水3盏，煎取1盏半，去渣，趁热洗患眼，洗后避风。每日洗3次。
【功效】清热燥湿，消肿止痒。主治内、外睑腺炎。
【出处】《普济方》。

解毒汤

【配方】野菊花、蒲公英、地丁草、肿节风各等份。
【用法】一般共取80克，加清水1000毫升，煎数沸，先取药汁200毫升，每日分2次内服。将剩余药液倒入碗内，趁热先熏后洗患眼，再将毛巾浸透，热敷患处。每日1剂，洗2~3次。
【功效】清热解毒，消肿止痛。主治睑腺炎。症见红肿疼痛。
【出处】《百病中医熏洗熨擦疗法》。

消炎明目

【配方】食盐15克，明矾10克，冰片3克。
【做法】将上药置碗内（大碗），捣细，冲入沸开水一大碗，拌匀，泡化，澄清后装瓶备用。
【用法】将药液加热至沸，先熏患眼，待温凉后用药棉蘸药液洗患眼。每次洗3~5分钟，每日洗3次。
【功效】清热解毒，消炎明目。主治热毒上攻型睑腺炎。
【出处】《中国中医眼科杂志》。

第三章 急症奇方妙治

白内障

杞菊地黄丸
【配方】生地黄、山药、山茱萸、茯苓、泽泻、牡丹皮、枸杞子、菊花各等份。
【用法】将上药研末，炼蜜为丸。每服6～9克，温开水送下。
【功效】补益肝肾，退翳明目。主治肝肾两亏所致的视物模糊，晶珠混浊，伴头晕耳鸣、腰膝酸软等症。
【出处】《医级》。

补中益气汤
【配方】黄芪24克，人参12克，白术15克，当归15克，陈皮6克，升麻12克，柴胡12克，甘草6克。
【用法】水煎服，每日1剂，分2次服。
【功效】补脾益气，退翳明目。主治脾虚气弱所致的视物昏花，晶珠混浊，神疲倦怠，肢体乏力，面色萎黄，食少便溏等症。
【出处】《脾胃论》。

磁朱丸
【配方】神曲120克，磁石60克，朱砂30克。
【做法】上3味为末，炼蜜为丸，如梧桐子大。
【用法】每服3丸，每日3服。
【功效】重镇安神，潜阳明目。主治肾阳不足，心肾失调，水火不交所致的圆翳内障，全身可见目昏、头晕、耳鸣、心悸、失眠等症。
【出处】《备急千金要方》。

肾气丸
【配方】干地黄128克，山药64克，山茱萸64克，茯苓48克，泽泻48克，牡丹皮48克，桂枝10克，炮附子10克。
【做法】上8味为末，炼蜜为丸，如梧桐子大。

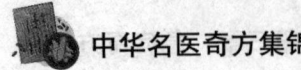中华名医奇方集锦

【用法】每服15丸,用酒送下,每日2次。可加至20丸。
【功效】温补肾气。主治因肾气不足所致的圆翳内障和惊震内障。症见视物模糊,头晕耳鸣,腰膝酸软。舌淡脉细,或面白畏冷、小便清长等。
【出处】《金匮要略》。

虹膜睫状体炎

新制柴连汤
【配方】柴胡、黄芩、赤芍、蔓荆子、栀子各10克,木通、荆芥、防风、龙胆草、黄连各6克,甘草3克。
【用法】水煎服,每日1剂,分2次服。
【功效】疏风清热。主治肝经风热型瞳神紧小。
【出处】《眼科纂要》。

柴胡薄荷熏洗剂
【配方】柴胡、薄荷各15克。
【做法】将上药加清水400毫升,煎数沸,过滤去渣,将药液倒入小盆内,趁热熏洗患眼15分钟。
【用法】每日1剂,熏洗3次。
【功效】清肝解郁,疏解风热。主治急性虹膜睫状体炎。
【出处】《眼科外用中药与临床》。

泻肝明目汤
【配方】龙胆草15克,栀子10克,黄芩12克,木通、当归各6克,甘草4克。
【用法】水煎服,每日1剂,分2次服。
【功效】清肝泻火,祛风明目。主治顽固性虹膜睫状体炎。
【出处】《辽宁中医杂志》。

第三章　急症奇方妙治

知柏地黄丸
【配方】知母18克，黄柏15克，熟地黄24克，山药12克，山茱萸12克，茯苓9克，泽泻9克，牡丹皮9克。
【用法】水煎服，每日1剂，分2次服。
【功效】滋阴降火。主治瞳神紧小属久病耗伤真阴，虚火上炎，故病势较缓，局部症状不重。
【出处】《医宗金鉴》。

上消化道出血

红糖核桃
【配方】核桃7个，红糖750克。
【做法】核桃去皮切碎，放到铁锅里，用小火炒到淡黄色时，放入红糖，再炒几下即可出锅，分成12份。
【用法】每天早晨空腹吃1份，过半小时后再吃饭、喝水。连续吃12天，一般就会有所好转。
【功效】治胃出血。
【出处】《中国民间秘验偏方大成》。

当归
【配方】重大当归（150~200克）1只，陈酒500毫升。
【做法】重大当归切细，取好陈酒慢火煎至一满碗，以温为妙。
【用法】在将要吐血还未吐的时候，取药一口连血咽下，一剂即愈。
【功效】止吐血。
【出处】《难症奇方妙用》。

黄土汤
【配方】灶心土30克，熟附块6~10克，炒白术、阿胶（烊化）各10克，

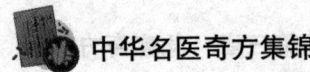中华名医奇方集锦

生地12克,黄芩10克,海螵蛸15克,白及15克。
【做法】呕血加半夏、旋覆花(包)各10克,代赭石(先下)15~30克;气虚甚加党参10克,黄芪15克;出血多加地榆15克,参三七粉(吞服)3克;有热象去熟附块。
【用法】每天1剂,煎浓汁,分2~3次服下。
【功效】治上消化道出血。
【出处】《四川中医》《实用专病专方临床大全》。

止血煎

【配方】马勃100克,大黄50克。
【做法】用水浸泡马勃2小时,然后加水1000毫升,煎煮至300毫升时放入大黄,再煎煮至200毫升时倒出药液。用4层纱布滤过,加入甘油15毫升以延缓鞣酸分解,置冰箱内储存。
【用法】口服,一次50毫升,24小时后做内窥镜检查,观察止血情况。
【功效】治上消化道出血。
【出处】《中医杂志》《实用专病专方临床大全》。

第四章 妇科奇方妙治

不孕症

红糖生姜水
【配方】红糖250克,生姜150克。
【做法】生姜剁碎,加红糖加水,隔水蒸30分钟,分成7份。
【用法】从月经干净后的第二天开始连服7天,最好早上空腹吃。
【功效】暖子宫。宫寒者服用。
【出处】《本草纲目》。

米酒炒海虾
【配方】鲜海虾400克,米酒250毫升,菜油、葱花、盐、姜末各适量。
【做法】把海虾洗净、去壳,放入米酒,浸泡10分钟。将菜油放入热锅内烧沸,再入葱花炝锅,加入虾、盐、姜末连续翻炒至熟即成。
【用法】每日1次,每次50~100克。
【功效】治疗肾阳不足,形寒肢冷,性欲冷漠者。
【出处】《本草纲目》。

五子衍宗丸
【配方】枸杞子10克,菟丝子10克,覆盆子10克,五味子5克,车前子10克。
【做法】水煎,每剂煎2次。
【用法】每日1剂,分2~3次服完。

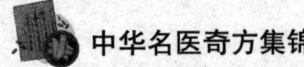 中华名医奇方集锦

【功效】补益肝肾，调冲益精。主治不孕症属肝肾精亏者。症见婚久不孕，月经量少色红，形体消瘦，腰腿酸软。舌质淡红、苔少，脉细。
【出处】《丹溪心法》。

助孕育鳞
【配方】淫羊藿、制黄精、生熟地各12克，川牛膝、炙甲片各9克，公丁香、桂枝各2.5克。
【做法】水煎，每剂煎2次。
【用法】每日1剂，分2～3次服完，经净后服7剂。
【功效】益肾通络，调补冲任。主治不孕症属肾阳不足者。症见阳虚宫寒，婚久不孕，经血量少色淡，性欲淡漠，小便清长。舌淡、苔白，脉沉迟。
【出处】《中国中医秘方大全》。

痛经

山楂当归
【配方】山楂30克，当归片15克，红糖适量。
【做法】水煎2次，每次用水300毫升，煎半小时，两液混合，去渣，下红糖，继续煎至糖溶。
【用法】分2次，连服7天。
【功效】活血行气。主治气滞血瘀、寒湿凝滞型痛经。症见月经量少，色暗紫，或有瘀块。
【出处】《本草纲目》。

盐姜葱
【配方】食盐（研细）500克，生姜（切碎）120克，葱头（洗净）1握。

第四章 妇科奇方妙治

【做法】将药物炒热。
【用法】布包熨痛处。
【功效】散寒通经，止痛。主治痛经。
【出处】《本草纲目》。

姜枣饮

【配方】生姜24克，大枣30克，花椒9克。
【做法】将生姜去皮、洗净、切片，大枣洗净、去核，与花椒一起装入瓦煲中，加水1碗半，用文火煎剩大半碗，去渣留汤。
【用法】每日1剂，分2次趁热服。
【功效】温中止痛。主治寒性痛经。
【出处】《本草纲目》。

阴道炎

洋葱汁

【配方】新鲜洋葱适量。
【做法】将洋葱洗净，捣烂取汁，外洗患处。
【用法】每日1~2次。
【功效】化湿下气，解毒杀虫。适用于滴虫性阴道炎。症见带下量多、色白质稀有泡沫、腥臭，外阴瘙痒，口中黏腻等。
【出处】《本草纲目》。

萝卜汁醋

【配方】白萝卜汁、醋各适量。
【做法】用醋冲洗阴道，再用白萝卜汁擦洗阴道。
【用法】一般10次为1个疗程。
【功效】清热解毒，杀虫。适用于滴虫性阴道炎。

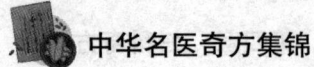 中华名医奇方集锦

【出处】《本草纲目》。

加味赤小豆汤

【配方】赤小豆30克,当归30克,土茯苓15克,黄柏10克。
【做法】取上药,加水800毫升。先用武火煎沸,再改用文火续煎30分钟,取药汁。
【用法】每剂煎服2次,每日1剂。
【功效】清热利湿。主治阴道炎属湿热者。症见带下量多,色白或黄,质黏稠,有臭气。舌苔黄腻,脉濡数。
【出处】《本草纲目》。

苦蛇黄百汤

【配方】苦参30克,蛇床子30克,黄柏30克,百部30克。
【做法】把以上药物放入砂锅中,加水1500毫升,煮沸15分钟后,过滤取汁。加水再煎,过滤取汁。2次汁液混匀,待凉后用此药液冲洗阴道。
【用法】每日1剂,7天为1个疗程,1~3个疗程可愈。
【功效】清热解毒,杀虫止痒。主治阴道炎属湿热者,多用于滴虫性或霉菌性阴道炎。
【出处】《本草纲目》。

习惯性流产

阿胶鸡蛋汤

【配方】阿胶10克,鸡蛋1个,食盐适量。
【做法】将阿胶用水1碗烊化,鸡蛋调匀后加入阿胶水中煮成蛋花即成。
【用法】每日1~2次,食盐调味服。
【功效】补血,滋阴,安胎。适用于阴血不足所致的胎动不安、烦躁等。

第四章　妇科奇方妙治

【出处】《本草纲目》。

黄酒蛋黄羹

【配方】鸡蛋黄5个，黄酒50毫升，食盐少许。
【做法】将鸡蛋黄、黄酒加水适量调匀，酌加少许食盐，蒸炖1小时即可。
【用法】一顿或分顿食用。
【功效】温补肝肾，安胎。适用于先兆流产。
【出处】《本草纲目》。

妊娠呕吐

生姜甘蔗汁

【配方】甘蔗1节，姜1片。
【做法】将甘蔗去皮，洗净抹干水，切成小条，放入榨汁机内榨出蔗汁1杯。姜刮去皮，洗净抹干水，磨成蓉，挤出姜汁半汤匙至1汤匙。蔗汁、姜汁同放入碗中，炖半小时。
【用法】趁热饮用。
【功效】健胃、下气、止呕。这是民间用来治疗孕妇呕吐的传统药方，轻度的呕吐参考此方功效不错，严重的最好请教医生。
【出处】《本草纲目》。

姜丝煎蛋

【配方】鸡蛋2只，姜丝适量，盐少许。
【做法】下油1汤匙，放下姜丝炒香铲起。烧热锅，下油1汤匙，将1只鸡蛋磕入锅中，慢火煎至半凝固时放入半份姜丝，洒下少许盐，折成半月形，煎至两面黄色铲起上碟。另一只做法相同。
【用法】趁热服用，每日2次。
【功效】祛风暖胃。姜有益脾胃、散风寒的功效，鸡蛋有滋阴、润燥、养

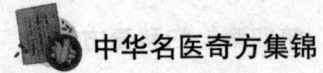

血的功能。

【出处】《本草纲目》。

🎁 生姜鸡肉汤

【配方】生姜60克，伏龙肝60克，童鸡1只。

【做法】伏龙肝煎取澄清液备用。将童鸡去毛洗净，剖去内脏，纳生姜于腹中，与伏龙肝液同置罐内炖烂。

【用法】徐徐服食，每周1次。

【功效】健脾和胃，降逆止呕。主治妊娠剧吐属于脾胃虚弱型。症见孕后恶心呕吐，或食入即吐，呕吐清液或食物，体倦乏力，神疲思睡。舌质淡、苔薄白，脉细滑无力。

【出处】《本草纲目》。

🎁 赭半汤

【配方】代赭石30克，半夏30克，蜂蜜100克。

【做法】取前2味加水400毫升，先用武火煮沸，再改用文火续煎至药汁剩300毫升，加入蜂蜜煮沸20分钟。

【用法】每日1剂，频服代茶。

【功效】降逆止呕。主治妊娠剧吐。

【出处】《赭半汤加减治疗妊娠恶阻64例临床分析》。

外阴瘙痒

🎁 海带绿豆粥

【配方】海带、绿豆各30克，白糖适量，粳米100克。

【做法】将海带洗净切碎，绿豆浸泡半天，粳米淘洗干净，共煮为粥。将熟时加入白糖调味即成。

【用法】每日早、晚服用，宜连续食用7～10天。

第四章 妇科奇方妙治

【功效】清热解毒，利水泻热。适用于阴部瘙痒者。
【出处】《本草纲目》。

薏仁红枣粥
【配方】薏仁30克，红枣10枚，大米50克。
【做法】洗净，共煮粥食用。
【用法】每日早、晚服用，可随饭食用。
【功效】清热健脾。主治外阴瘙痒。
【出处】《本草纲目》。

盆腔炎

荔枝核蜜饮
【配方】荔枝核30克，蜂蜜20克。
【做法】将荔枝核敲碎后放入砂锅，加水浸泡片刻，煎煮30分钟，去渣取汁，趁温热调入蜂蜜，拌和均匀即可。
【用法】早、晚2次分服。
【功效】理气，利湿，止痛。主治各类慢性盆腔炎。症见下腹及小腹两侧疼痛、不舒，心情抑郁，带下量多。
【出处】《本草纲目》。

瓜汁饮
【配方】西瓜（连皮）、冬瓜（连皮）各500克。
【做法】将上2味洗净，捣烂取汁，混匀后饮服。
【用法】每日1剂。
【功效】清热解毒，利尿消肿。主治湿热下注型及湿热郁毒型盆腔炎等。
【出处】《本草纲目》。

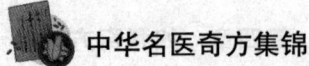

活血化瘀片

【配方】红藤30克,丹皮20克,元胡20克,赤芍20克。

【做法】取上药制成片剂,每次3~4片,每日3次,2周为1个疗程。亦可改为汤剂。上药加水1000毫升,先用武火煮沸,再改文火续煎30分钟,取药汁。

【用法】每剂煎服2次,每日1剂,2周为1个疗程。

【功效】活血利湿,化瘀消症。主治慢性盆腔炎属瘀毒内结者。症见下腹胀痛拒按,腰酸纳差,肛门坠胀,带下量多,黄稠气臭。

【出处】《本草纲目》。

白头翁汤

【配方】白头翁30克,黄连10克,黄柏12克,秦皮15克。

【做法】取上药加水800毫升,先用武火煎沸,后改用文火续煎30分钟,取药汁。

【用法】每剂煎服2次,每日1剂,10天为1个疗程。

【功效】清热解毒,利湿化瘀。主治急性盆腔炎属湿热瘀毒者。症见少腹疼痛拒按,带下量多,色黄如脓,有臭气,或发热,口渴,心烦。舌质红、苔黄腻,脉滑数。

【出处】《本草纲目》。

产后缺乳

猪蹄黄豆汤

【配方】猪蹄1只,黄豆60克,黄花菜30克。

【做法】将猪蹄洗净,剁成碎块,与黄豆、黄花菜共煮烂,入油、盐等调味,分数次吃完。

【用法】2~3日1剂,连服3剂。

【功效】滋补阴血,化生乳汁。

第四章 妇科奇方妙治

【出处】《本草纲目》。

🎁 猪骨西红柿粥

【配方】西红柿（重约300克）3个或山楂50克，猪骨头500克，粳米200克，精盐适量。

【做法】将猪骨头砸碎，用开水焯一下捞出，与西红柿（或山楂）一起放入锅内，倒入适量清水，置旺火上熬煮，沸后转小火继续熬0.5～1小时，端锅离火，把汤滗出备用。粳米洗净，放入砂锅内，倒入西红柿骨头汤，置旺火上，沸后转小火，煮至米烂汤稠，放适量精盐，调好味，离火即成。

【用法】食肉，喝汤，早晚各1次。

【功效】有通利行乳、散结止痛、清热除瘀的作用。

【出处】《本草纲目》。

更年期综合征

🎁 枸杞肉丝冬笋

【配方】枸杞、冬笋各30克，瘦猪肉100克，猪油、食盐、味精、酱油、淀粉各适量。

【做法】炒锅放入猪油烧热，投入肉丝和笋丝炒至熟，放入其他佐料即成。

【用法】每日1次。

【功效】适用于头目昏眩，心烦易怒，经血量多，面色晦暗，手足心热等症。

【出处】《本草纲目》。

🎁 甘麦大枣粥

【配方】大麦、粳米各50克，大枣10枚，甘草15克。

【做法】先煎甘草，去渣，后入粳米、大麦及大枣同煮为粥。

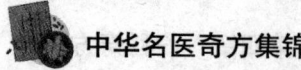 中华名医奇方集锦

【用法】每日2次，空腹食用。
【功效】益气安神，宁心美肤。适用于妇女更年期精神恍惚、时常悲伤欲哭、不能自持或失眠盗汗。舌红少苔、脉细而数者。
【出处】《本草纲目》。

山药女贞汤

【配方】淮山药30克，女贞子15克，五味子6克。
【做法】取上药加水800毫升，浸泡1小时，先用武火煎沸，后改用文火煎煮30分钟。
【用法】每剂煎服2次，每日1剂。
【功效】滋肾养阴。主治更年期综合征属肾阴不足型。症见烘热出汗，心悸心慌，头昏耳鸣，健忘失眠。
【出处】《妇科病妙用中药》。

甘麦大枣粥

【配方】大麦、粳米各50克，大枣10枚，甘草15克。
【做法】先煎甘草，去渣，后入粳米、大麦及大枣同煮为粥。
【用法】每日2次，空腹食用。
【功效】益气安神，宁心。主治妇女更年期精神恍惚、时常悲伤欲哭、不能自持或失眠盗汗。舌红少苔、脉细而数者。
【出处】《妇科病妙用中药》。

乳腺炎

葡萄叶外敷法

【配方】葡萄叶适量。
【做法】将葡萄叶洗净，捣烂为泥，敷于乳房周围，用纱布包好。

第四章 妇科奇方妙治

【用法】每4小时换药1次，数次可愈。
【功效】止痛，止血。适用于乳腺炎初期。
【出处】《本草纲目》。

茄子末
【配方】茄子、凡士林各适量。
【做法】将茄子晒干，研成细末。
【用法】在纱布上抹上凡士林，再撒上茄子细末，敷于患处。
【功效】散血瘀，消肿痛。适用于乳腺炎、疔疮痈疽等症。
【出处】《本草纲目》。

青桑膏
【配方】嫩桑叶若干。
【做法】上药研细。
【用法】米饮调，摊纸上，贴于患处。
【功效】清热，凉血，散肿。主治乳硬作痛。
【出处】《三因极一病证方论》卷十八。

露蜂房
【配方】露蜂房3~6克。
【用法】烧灰存性，黄酒冲服，每日2~3次。
【功效】主治急性乳腺炎。
【出处】《难症奇方妙用》。

蒲公英野菊花
【配方】蒲公英60克，野菊花60克。
【用法】共捣烂，敷患处，每日1次。
【功效】主治急性乳腺炎。
【出处】《难症奇方妙用》。

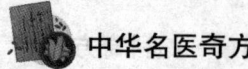 中华名医奇方集锦

臭牡丹叶蓖麻叶

【配方】臭牡丹叶30克,蓖麻叶30克,车前草30克。

【用法】共捣烂,敷患处。

【功效】主治急性乳腺炎。

【出处】《实用外科手册》。

乳腺癌

鲫鱼

【配方】童子鲫鱼1条。

【做法】童子鲫鱼,加酒酿捣烂。

【用法】外敷于乳腺肿瘤处,每日一换。

【功效】健脾生肌。主治乳腺癌。

【出处】《难症奇方妙用》。

海马

【配方】海马1只,蜈蚣6只,穿山甲4.5克。

【用法】焙干研末,黄酒冲服,每次0.9~1克。

【功效】清热解毒,散结消肿。主治乳腺癌。

【出处】《难症奇方妙用》。

鲫鱼山药

【配方】鲜活鲫鱼肉、鲜山药各等份,麝香少许。

【做法】鲜活鲫鱼肉、鲜山药共捣如泥,加麝香。

【用法】外涂于乳腺肿瘤处,7天一换。

【功效】益气健脾,活血散结。主治乳腺癌。

【出处】《医宗金鉴》。

第四章 妇科奇方妙治

山慈姑鳞茎

【配方】山慈姑鳞茎。

【用法】山慈姑鳞茎研粉，每包0.5克，每次1包，每日4次。总量40~50克为1个疗程。

【功效】清热解毒。主治乳腺癌。

【出处】《中药大辞典》。

月经不调

党参黑豆汤

【配方】黑豆、红糖各30克，党参9克。

【做法】将上3味一起煎汤服。

【用法】每日3次服用。

【功效】补气养血。主治脾气虚弱之月经先期。

【出处】《本草纲目》。

黑豆红枣煎

【配方】黑豆50克，红枣5枚，生姜3片。

【做法】将上3味共煎至豆熟烂，食豆、大枣，饮汤。

【用法】每日1剂，月经前3天开始服。

【功效】补血调经。主治月经不调。症见月经延后、量多、色淡，头昏面白。

【出处】《本草纲目》。

鸡蛋红糖

【配方】鸡蛋2个，红糖100克。

【做法】红糖加水少许，水开后打入鸡蛋煮至半熟即成。

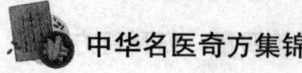

【用法】应在月经干净后服用。每天1次,连用2~3次。
【功效】滋阴养血,调经止痛。主治妇女月经不调,血虚。
【出处】《本草纲目》。

宫颈炎

蒲公英汁

【配方】蒲公英95克。
【做法】蒲公英熬汁,将竹管一节(长7~10厘米,口径2~3厘米,一端开口,一端闭塞)浸于以上药液中,煮沸后倒出管内液体涂在宫颈糜烂处。
【用法】每日1次,7日为1个疗程(后3次可隔日1次)。休息1周后复查,如未愈,再行第2个疗程。
【功效】清热解毒,消痈散结。适用于宫颈炎。
【出处】《本草纲目》。

龙葵汁

【配方】龙葵适量。
【做法】将龙葵洗净切成段,放在锅内加水煮,直到熬成糊状,即成龙葵膏,装入消毒瓶内备用。
【用法】先将宫颈糜烂面分泌物擦净,取带线的棉球一个,蘸上龙葵膏,对准宫颈糜烂处塞入(棉球的线头要露在阴道外),24小时后取出。每周上药1~2次,8次为1个疗程。
【功效】清热解毒,活血散瘀。适用于宫颈糜烂。
【出处】《本草纲目》。

第四章 妇科奇方妙治

宫颈癌

白英
【配方】白英30克。
【用法】水煎服。
【功效】清热解毒。主治宫颈癌。
【出处】《难症奇方妙用》。

花椒大枣
【配方】花椒30克，大枣30克。
【用法】水煎常服。
【功效】解毒散寒。主治宫颈癌。
【出处】《难症奇方妙用》。

猫眼草煮鸡蛋
【配方】猫眼草100克，煮鸡蛋3个。
【用法】煮熟后吃蛋喝汤。
【功效】主治宫颈癌。
【出处】《妇科病妙用中药》。

人参生鳖甲
【配方】人参、生鳖甲各18克，花椒9克。
【做法】共为细粉，分为6包。
【用法】每服1包，开水送下，每晚1次。
【功效】滋阴益气，散结消肿。主治子宫颈癌。
【出处】《抗癌本草》。

龙葵
【配方】龙葵30~60克。

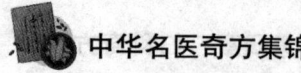

【用法】水煎服，每日3次。
【功效】清热解毒。主治宫颈癌。
【出处】《抗癌本草》。

闭经

🎁 猪肝红枣
【配方】猪肝200克，红枣20枚，番木瓜1个。
【做法】将红枣去核、番木瓜去皮后，加猪肝及水煮熟吃。
【用法】每日分3次喝完。
【功效】生血养血。用于治疗闭经。
【出处】《本草纲目》。

🎁 老母鸡木耳
【配方】老母鸡1只，木耳50克，红枣10枚。
【做法】将鸡去毛、内脏，与木耳、红枣一起加水煮烂吃。
【用法】吃肉，喝汤。
【功效】补气养血。用于体虚闭经。
【出处】《本草纲目》。

🎁 鸡蛋香菜花
【配方】鲜香菜花50克，鸡蛋1个。
【做法】将鲜香菜花加2碗清水煎至1碗，去渣，打入鸡蛋，调味服食。
【用法】早晚食用。
【功效】适用于气滞型闭经。症见胸胁腹痛，性情急躁，小腹坠胀。
【出处】《本草纲目》。

第四章 妇科奇方妙治

四乌鲗骨－芦茹丸

【配方】乌鲗骨4份，芦茹（茜草）1份。

【做法】上药研细末，为丸，大如小豆。

【用法】饭前空腹服5粒，用鲍鱼汁送服，每日3次。

【功效】补益肝肾，活血通络。主治闭经属于肝肾不足型。症见年逾18周岁尚未行经，或由月经后期量少逐渐闭经，体质虚弱，腰酸膝软。舌淡红、苔少，脉沉弱。

【出处】《黄帝内经·素问·腹中论第四十》。

产后腹痛

楂茶汤

【配方】绿茶2克，山楂25克。

【做法】将药物放砂锅中用水煎煮。

【用法】每日1剂，日服3次（温服）。其渣可复泡续饮。

【功效】消食和中，行气散瘀。主治产后腹痛。

【出处】《本草纲目》。

山楂米汁饮

【配方】山楂（打碎）100克，小米500克，红糖150克。

【做法】先将小米水煎，取浓汁，以米汁煎山楂，熟后入红糖服食。

【用法】每日1剂。

【功效】活血定痛。主治产后腹痛属血瘀型。症见小腹疼痛，得热则舒，恶露量少，涩滞不畅，色紫黯，有块。舌质黯有瘀点，脉涩。

【出处】《本草纲目》。

带下病

何首乌鸡蛋
【配方】何首乌60克，鸡蛋2只。
【做法】将何首乌、鸡蛋加水同煮，鸡蛋熟后去壳取蛋再煮片刻。
【用法】吃蛋，饮汤。
【功效】适用于伴有腰酸腿软、耳鸣发脱等肾虚之带下病。
【出处】《本草纲目》。

莲子丸
【配方】莲子、荞麦粉各200克，鸡蛋6个。
【做法】将莲子砸碎研成粉末，鸡蛋打破取蛋清，再将莲子、蛋清加水和荞麦粉揉匀，做成绿豆大的丸。
【用法】每日饭前用温开水送服，每日2次，每次10克。
【功效】养心益肾，健脾止带。适用于白带长年不净、身体虚弱者。
【出处】《本草纲目》。

子宫脱垂

双冬扒油菜
【配方】油菜500克，冬菇、冬笋肉各50克。
【做法】将油菜洗净，入沸水中焯烫。锅中加少许油烧热，放入油菜翻炒，调入盐、味精，炒熟盛出，摆盘成圆形。将香菇、冬笋洗净，入沸水中焯烫，加蚝油、水，调入老抽、盐、味精、白糖，闷约5分钟，用水淀粉勾芡，调入香油，盛入摆有油菜的碟中间即可。
【用法】供佐餐食用。
【功效】油菜中所含丰富的微量元素可帮助受损细胞修复，冬菇、冬笋能

第四章 妇科奇方妙治

促进免疫力。本品有助于子宫脱垂病情恢复。
【出处】《本草纲目》。

韭黄炒鸡蛋
【配方】韭黄50克，鸡蛋3个。
【做法】将韭黄洗净切成段；鸡蛋打入碗中，搅匀，放入适量精盐、鸡粉搅拌均匀。锅中放油，用大火烧热后转中火，倒入鸡蛋，炒至凝固。将韭黄倒入锅中，与鸡蛋拌炒，待韭黄变软后，放入味精，撒上红椒圈，炒匀后盛出装盘即可。
【用法】供佐餐食用。
【功效】韭黄有补肾助阳的功效，鸡蛋能为人体补充丰富的蛋白质。本品温补作用好，可增强体质，有助于缓解子宫脱垂症状。
【出处】《本草纲目》。

产后恶露不尽

人参
【配方】人参10克，净乌骨鸡1只，精盐少许。
【做法】将人参浸软切片，装入鸡腹，放入砂锅内，加盐，隔水炖至鸡烂熟。
【用法】食肉，饮汤，每日2～3次。
【功效】本方适用于产后气虚之恶露不尽。
【出处】《本草纲目》。

红糖木耳饮
【配方】黑木耳20克，红糖15克。
【做法】将黑木耳放锅内焙干，研成细末。
【用法】每日2次，每次6克，红糖水送服。

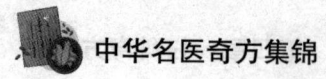

【功效】益气养血。主治产后恶露不绝。
【出处】《本草纲目》。

乳腺增生

乳癖宁膏

【配方】王不留行20克，白花蛇舌草20克，赤芍21克，土贝母21克，穿山甲30克，昆布30克，木鳖子18克，莪术18克，丝瓜络15克，乳香10克，没药10克，血竭10克，黄丹适量。
【做法】将前9种药入适量麻油内煎熬至枯，去渣滤净，入黄丹适量充分搅匀，熬至滴水成珠。再加入乳香、没药、血竭细末各10克，搅匀成膏。倒入冷水中浸泡半个月后取出，隔水烊化。
【用法】摊于布上，用时将膏药烘热，贴于肿块或疼痛部位。7日换药1次，3次为1个疗程，疗程间隔3～5日。
【功效】活血祛瘀，化痰散结。主治肝郁血瘀痰凝型乳腺增生病。
【出处】《当代中药外治十科百病千方》。

化核膏

【配方】穿山甲、全蝎、山慈姑、五倍子、白芥子、香附、大黄、莪术、乳香、冰片各等份。
【做法】将上药研末，加入山西米醋、冰糖各适量。
【用法】调成药膏，敷于患处。病程长、肿块硬者于月经第6日开始敷药，病程短、肿块软者于月经第14日开始敷药，每日换药1次。
【功效】活血祛瘀，化痰散结。主治乳腺增生病。
【出处】《乳腺增生病的中医外治法》。

散结止痛膏

【配方】重楼269克，白花蛇舌草67克，夏枯草67克，生川乌168克，生天南星101克,冰片50克。

【做法】冰片研细;其余5味加水煎煮2次,第一次4小时,第二次2小时。煎煮液浓缩成浸膏,加入冰片粉,混匀,制成1000克,加医用丙烯酸酯胶粘剂乳液580克,搅拌均匀,进行涂膏、干燥、盖衬、切片即得。

【用法】贴于患处。

【功效】破瘀散结,活血通络,消肿止痛。主治乳腺增生病血瘀阻滞较重者。

【出处】《乳腺增生病的中医外治法》。

卵巢癌

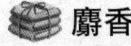 **麝香**

【配方】麝香适量。

【用法】在局部麻醉下,切开双侧足三里穴位皮肤至皮下,每次每穴内皮下埋麝香0.1~0.3克,严密包扎伤口。以后每15天,在足三里、三阴交、关元穴交替埋麝香1次。12次后改为每日注射1%麝香注射液2毫升,15天为1个疗程,休息15天再继续注射。以后每隔3个月做1次埋藏麝香治疗。

【功效】活血散结,消肿止痛。主治卵巢癌。

【出处】《陕西中医》。

菝葜半枝莲

【配方】菝葜、半枝莲、虎杖、白花蛇舌草各30克。

【用法】水煎服,每日1剂。

【功效】清热解毒。缓解卵巢癌刺激症状,使瘤体缩小。

【出处】《肿瘤病手册》。

中华名医奇方集锦

蛇莓鳖甲

【配方】蛇莓15克,鳖甲、白英、龙葵、半支莲各30克。

【用法】水煎服,每日1剂,分3次服。

【功效】清热解毒,散结消肿。主治卵巢癌,可使坠痛及压迫症状缓解,缩小肿块。

【出处】《肿瘤病手册》。

炮穿山甲水蛭

【配方】炮穿山甲100克,生水蛭60克,三棱、莪术、白芥子各30克,肉桂20克。

【做法】将上药研为细粉,黄蜡为丸。

【用法】早、晚各服4.5~6克,30日为1个疗程。

【功效】活血行气,散结消肿。主治卵巢囊性肿瘤。

【出处】《肿瘤病手册》。

桂枝茯苓汤

【配方】桂枝、茯苓、牡丹皮、桃仁、赤芍、红花、当归、白芍、甘草。

【用法】水煎服,每日1剂。

【功效】活血化瘀,散结止痛。主治小型卵巢囊性肿瘤。

【出处】《难症奇方妙用》。

第五章 男科奇方妙治

啤酒肚

青苹果汁

【配方】青苹果2个。

【做法】将青苹果洗净切成粒，放入榨汁机中搅打即可。

【用法】可随时饮用。

【功效】青苹果含有大量的维生素、矿物质及膳食纤维，尤其是果胶等成分，不仅具有较强的保健功效，还能使积聚在体内的脂肪分散，防止肥胖。

【出处】《本草纲目》。

蔬菜汁

【配方】莴笋100克，圆白菜80克，茼蒿50克，白胡椒粉少许。

【做法】将莴笋削去粗糙的外皮后洗净，再切成小块；将圆白菜和茼蒿择洗干净，切成小块。将这三者放入专门榨果菜的榨汁机中榨汁，最后加入白胡椒粉拌匀即可用。

【用法】可随时饮用。

【功效】这几种蔬菜含有多种维生素和膳食纤维，能促进肠道蠕动，帮助减肥。这款蔬菜汁比较浓稠，还可以增加饱腹感。

【出处】《本草纲目》。

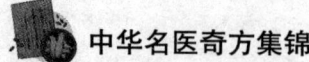

番茄香蕉牛奶

【配方】番茄、香蕉各80克，鲜奶100毫升。

【做法】将番茄洗净切成小块，香蕉剥皮切成小块，和鲜奶一起放入榨汁机搅打均匀。

【用法】可随时饮用。

【功效】番茄含有较多苹果酸、柠檬酸等有机酸，可以保护维生素C不被破坏，软化血管，帮助胃液消化脂肪和蛋白质，很适合减肥食用。

【出处】《本草纲目》。

不育症

牛奶鸡蛋

【配方】鲜牛奶500毫升，鸡蛋2个，蜂蜜适量。

【做法】将鲜牛奶煮沸后，打入鸡蛋，烧至蛋熟时调入蜂蜜适量。

【用法】每日食用，连续1个月。

【功效】益肾添精。主治男子精少液亏之不育症。

【出处】《本草纲目》。

黑豆芝麻散

【配方】黑豆500克，黑芝麻300克。

【做法】将上药分别炒熟，共研粉。

【用法】早、晚各服1次，每次50克，用红糖水送服。

【功效】益肾生精。主治男子精少、活动力弱，不育。

【出处】《本草纲目》。

金匮肾气汤

【配方】知母、黄柏各9克，生熟地各15克，山药、山萸肉各12克，丹皮、泽泻、云苓各9克，生甘草6克。

第五章 男科奇方妙治

【做法】水煎服。
【用法】每日1剂。
【功效】滋阴降火。适用于热灼肾阴，相火偏旺，阳强难倒，不能射精者。
【出处】《金匮要略》。

补肾壮阳汤

【配方】炮天雄16～19克，熟地、菟丝子、怀牛膝、枸杞子各20克，炙甘草6克，淫羊藿10克。
【做法】水煎服。
【用法】每日1剂，分2次服。
【功效】补肾壮阳。专治因肾虚精绝异常之不育。
【出处】《辨证录》。

阳痿

三子泥鳅汤

【配方】活泥鳅200克，韭菜籽、枸杞子、菟丝子各20克，水600毫升，盐、味精各少许。
【做法】将泥鳅沸水烫杀，剖腹去肠杂；韭菜籽、枸杞子、菟丝子均洗净，韭菜籽与菟丝子装入纱布袋，扎紧袋口，将泥鳅、枸杞子、纱布袋共入锅，加入水，用武火煮沸后，改用文火煨至水剩余300毫升左右时，取出布袋，加入盐及味精即成。
【用法】食肉饮汤，每日1次，连服10日为1个疗程。
【功效】有暖中益气、补肾壮阳之效。适于阳痿、早泄、贫血者食用。
【出处】《本草纲目》。

羊肾杜仲五味汤

【配方】杜仲15克，五味子6克，羊肾4只，葱、姜、精盐、味精、料酒各适量。

【做法】将羊肾洗净,去掉骚膜,切碎。杜仲、五味子用纱布包裹,与羊肾同放入砂锅内,加水适量及葱、姜、料酒。炖至熟透后,加入盐、味精调味。

【用法】空腹食用。

【功效】可温阳固精、补肝肾、强筋骨,适用于肾虚腰痛、阳痿、遗精并伴有腰膝酸痛、筋骨无力等症。

【出处】《本草纲目》。

兴阳膏

【配方】石菖蒲40克,川芎40克,肉桂40克,巴戟天40克,麻黄30克,白芷30克,细辛20克。

【做法】上药共研末,过80目细筛。另取冰片25克,研末过80目细筛后,与上药混匀,共入500克白凡士林膏中,充分搅拌均匀,装瓶封闭备用。

【用法】患者取仰卧位,用75%酒精棉球将神阙、中极两穴位擦拭消毒后,取兴阳膏如杏核大小,分别贴敷在两穴位上,再取一块塑料薄膜,剪成直径约6厘米大小的圆片盖在药膏上,并按压使药膏紧贴皮肤。在塑料薄膜上加盖一块纱布敷料,以胶布固定。再换取俯卧位,在双侧肾俞穴上如上法操作敷药。早晚各换药1次。

【功效】活血化瘀,理气解郁补肾。主治阳痿。

【出处】《中医外治杂志》。

外洗方

【配方】细辛5克,丁香5克,蜈蚣1条。

【做法】共研粗末,装入玻璃瓶内,加入75%酒精浸泡10日后滤液备用。

【用法】临睡时,用上酊适量洗擦阴茎及龟头部位,每次5分钟,隔日洗擦1次。

【功效】主治阳痿。

【出处】《江西中医药》。

第五章　男科奇方妙治

遗精

韭籽粥

【配方】韭菜籽15克，大米50克，精盐适量。
【做法】将韭菜籽用文火炒熟，与大米、少许细盐同入砂锅内，加水500毫升，慢火煮至米开粥稠即可。
【用法】每日分2次，温热食用。
【功效】温肾助阳，止遗泄。适用于肾阳虚弱所致的遗精。
【出处】《本草纲目》。

莲子百合煲猪肉

【配方】莲子、百合各30克，瘦猪肉200～250克。
【做法】将莲子、百合、瘦猪肉入锅，加适量水，置文火上煲熟。
【用法】调味后服用。
【功效】交通心肾，固摄精气。
【出处】《本草纲目》。

断遗汤

【配方】人参30克，山药15克，芡实15克，麦冬15克，五味子3克。
【做法】取上药，加水700毫升同煎。先用武火煎沸，再改用文火续煎10～15分钟。
【用法】每日1剂，每剂煎服2次，分2～3次服完。
【功效】益气养心，健脾固涩。主治遗精属心脾气虚者。
【出处】《医学集成》卷三。

消炎汤

【配方】山药30克，芡实30克，麦冬30克，玄参15克，生地15克，丹参9克，莲心6克，天冬3克，五味子1.5克。
【做法】取上药，加水700毫升同煎。先用武火煎沸，再改用文火续煎10～15分钟。

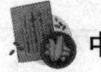 中华名医奇方集锦

【用法】每日1剂，每剂煎服2次，分2~3次服完。
【功效】益气养阴，清心止遗。主治遗精属心火上炎、心包火动者。
【出处】《医学集成》卷三。

前列腺炎

蒲公英银花粥
【配方】蒲公英60克，金银花30克，大米100克，砂糖适量。
【做法】先将蒲公英、金银花同放进砂锅内，加适量清水煎汁，然后去渣取药汁，再加入已洗净的大米，煮成稀粥。
【用法】粥成后加入适量砂糖。每日2次，晾温食用。
【功效】清热解毒，消肿散结。适用于前列腺炎患者。
【出处】《本草纲目》。

冬瓜海带汤
【配方】冬瓜（连皮）150克，海带100克，苡仁50克。
【做法】按常法煮汤服食。
【用法】每日1剂。
【功效】清热利湿。适用于湿热型前列腺炎。症见小便不畅、短赤灼热，小腹胀满。舌质红、苔黄腻。
【出处】《本草纲目》。

灯心花苦瓜汤
【配方】灯心花6扎，鲜苦瓜200克。
【做法】制作时，先将苦瓜洗净，剖开，去除瓤和瓜核，切成小段，然后与灯心花一同放进砂锅内，加进适量清水，煎汤饮用。
【用法】每日2次。
【功效】抗菌消炎，利湿养阴。适用于前列腺炎患者。

第五章 男科奇方妙治

白兰花

【配方】猪瘦肉150～200克，鲜白兰花30克（干品10克）。
【做法】将猪瘦肉洗净，切小块，与鲜白兰花煮汤。加食盐少许调味。
【用法】饮汤，食肉，每日1次。
【功效】补肾滋阴，行气化浊。适用于男子前列腺炎及女子白带过多等。
【出处】《本草纲目》。

良性前列腺增生症

代抵当汤

【配方】大黄9克，芒硝（冲服）6克，桃仁9克，当归尾9克，穿山甲9克，桂枝9克，生地黄24克。
【做法】水煎服。
【用法】每日1剂，日服2次。
【功效】化瘀散结，通利小便。主治良性前列腺增生属下焦瘀阻者。症见前列腺增大，小便点滴而下或阻塞不通，尿细如线，或时断时续，小腹胀满，精出涩痛，或精液稠厚如团块状。舌质紫暗，有瘀点或瘀斑，脉细涩。
【出处】《证治准绳》。

知柏地黄汤

【配方】知母9克，黄柏9克，熟地黄24克，山药12克，茯苓9克，泽泻9克，山茱萸12克，牡丹皮9克。
【做法】水煎服。
【用法】每日1剂，日服2次。
【功效】滋阴清热，软坚散结。主治良性前列腺增生属肾阴亏损者。症见

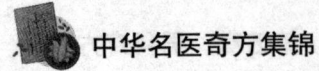
中华名医奇方集锦

前列腺增大，腰膝酸软，耳鸣，小便频数或淋漓不断，遇劳即发，时发时止，五心烦热。舌质红，苔少，脉细数无力。

【出处】《医宗金鉴》。

早泄

莲子山药粥
【配方】莲子（去心）20克，山药100克，糯米60克。
【做法】按常法煮粥食用。
【用法】每日1剂。
【功效】健脾益气，固肾止泻。主治肾气不固型早泄。
【出处】《本草纲目》。

猪肾核桃汤
【配方】猪肾1对，核桃仁30克，调料适量。
【做法】将猪肾洗净剖开，剔去筋膜臊腺，切块，与核桃仁共置锅内，加水炖熟，调味食用。
【用法】每日1剂，分2次服。
【功效】壮阳补肾，固精。适用于肾气不固型早泄。
【出处】《本草纲目》。

清肾汤
【配方】焦黄柏10克，生地10克，天门冬10克，茯苓10克，煅牡蛎20克，炒山药15克。
【做法】取上药，加水700毫升同煎。先用武火煎沸，再改用文火续煎10～15分钟。
【用法】每日1剂，每剂煎服2次，分2～3次服完。
【功效】清热泻火，滋肾养阴。主治早泄属虚火迫精者。症见阳事易举，

第五章 男科奇方妙治

临房即泄,潮热盗汗。舌红少苔。
【出处】《杂病源流犀烛》。

八味肾气丸
【配方】桂枝6克,熟地12克,熟附子、山萸肉、山药、泽泻、茯苓、丹皮各10克。
【做法】取上药,加水700毫升同煎。先用武火煎沸,再改用文火续煎10~15分钟。
【用法】每日1剂,每剂煎服2次,分2~3次服完。
【功效】益肾固精。主治早泄属肾气不固者。症见性欲减退,性交早泄,腰膝酸软,疲乏神差,小便清长。舌淡苔白,脉细弱。
【出处】《金匮要略》。

性功能低下

黑豆腐皮汤
【配方】黑豆、豆腐皮各50克,调料适量。
【做法】按常法煮汤食用。
【用法】每日1剂。
【功效】滋阴补肾,益精。适用于性功能低下。
【出处】《本草纲目》。

牛鞭韭菜丸
【配方】牛鞭1根,韭菜籽25克,淫羊藿、菟丝子各15克,蜂蜜适量。
【做法】将上药焙干为末,炼蜜为丸。
【用法】黄酒冲服。
【功效】补火助阳。适用于性功能低下,阳痿诸症。
【出处】《本草纲目》。

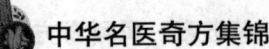

女贞韭菜汤

【配方】韭菜籽、女贞子、菟丝子、枸杞子、五味子、覆盆子、巴戟天、淫羊藿、蛇床子、鹿角霜各适量。

【做法】将上药以水煎煮,取药汁。

【用法】每日1剂。

【功效】温肾壮阳,适用于性功能低下,厌倦房事者。

【出处】《本草纲目》。

阴茎勃起障碍

乌鸡白凤丸

【配方】乌鸡白凤丸4丸,盐1克。

【用法】每日2次,每次2丸,淡盐开水适量调服。

【功效】补气养血。主治阴茎勃起障碍属气血亏虚者。症见老年人,或久病后,勃起时间不长,早泄,性欲淡漠,腰膝酸软,精神萎靡,头发脱落,夜尿增多,面色淡白。舌淡苔白,脉细弱。

【出处】《难症奇方妙用》。

天一汤

【配方】地骨皮15克,玄参15克,芡实15克,山药9克,牛膝9克,丹皮9克,熟地30克,肉桂3克。

【做法】水煎服。

【用法】每日1剂,日服2次。

【功效】滋阴润燥,清热填精。主治阴茎勃起障碍属肾阴虚损,阴虚火旺者。症见青壮年,阴茎能举,但临阵即软,伴有早泄,心悸,出汗多,口渴怕热,腰膝酸软,溲黄便干。舌红少苔,脉细数。

【出处】《男女科5000金方》。

第五章 男科奇方妙治

🎀 龙胆泻肝汤

【配方】龙胆草（酒炒）4.5克，炒黄芩8克，栀子（酒炒）9克，当归（酒洗）9克，生地黄（酒洗）9克，泽泻6克，木通6克，车前子6克，柴胡3克，生甘草3克。

【做法】上为粗末，水煎。

【用法】空腹服。

【功效】清利肝胆湿热。主治阴茎勃起障碍属肝经湿热者。症见阳痿，泄精过早，头晕目眩，口苦咽干，或见阴痒淋浊，小腹作胀，小便黄。舌红苔黄，脉弦数。

【出处】《医方集解》。

不射精症

🎀 疏通精窍方

【配方】熟地25克，山药15克，黄芪20克，党参15克，沙苑蒺藜12克，菟丝子12克，蛇床子10克，淫羊藿10克，桂枝10克，丹参20克，当归12克，路路通12克。

【做法】水煎服。

【用法】每日1剂，早晚分服。

【功效】补肾益气，疏通精窍。主治不射精症。

【出处】《当代中医师灵验奇方真传》。

🎀 虾仁炒韭菜

【配方】鲜虾仁250克，韭菜150克，生姜10克，调料适量。

【做法】按常法炒制食用。

【用法】每日1剂。

【功效】温阳补肾。主治不射精症、少精症。

【出处】《本草纲目》。

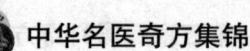 中华名医奇方集锦

🎀 知柏地黄汤加减

【配方】黄柏10克，知母10克，丹皮12克，山药15克，熟地15克，山茱萸肉12克，茯苓12克，泽泻10克，枸杞子15克，菟丝子12克，枣仁10克。

【做法】取上药，加水700毫升同煎。先用武火煎沸，再改用文火续煎10～15分钟。

【用法】每日1剂，每剂煎服2次，分2～3次服完。

【功效】滋阴降火。主治不射精属相火偏亢者。症见性欲亢进，心烦急躁，梦遗口干。舌红苔薄，脉弦细数。

【出处】《医宗金鉴》。

🎀 八味地黄丸加减

【配方】肉桂10克，制附片10克，熟地12克，山茱萸肉12克，丹皮10克，茯苓10克，泽泻10克，山药10克，肉苁蓉12克，巴戟天12克。

【做法】取上药，加水700毫升同煎。先用武火煎沸，再改用文火续煎10～15分钟。

【用法】每日1剂，每剂煎服2次，分2～3次服完。

【功效】益肾固精。主治不射精属肾阳不足者。症见性欲减退，腰膝酸软，面色晦暗，头昏乏力。舌质淡苔白，脉沉细或沉弱。

【出处】《医宗金鉴》。

少精子症

🎀 中科强精汤1方（加减）

【配方】枸杞子15克，补骨脂15克，仙茅15克，山茱萸肉15克，露蜂房10克，蛇床子10克。

【做法】水煎服。

【用法】每日1剂，早晚分服。

【功效】补肾填精。主治少精子症属肾虚精亏者。
【出处】《难症奇方妙用》。

中科强精汤2方（加减）
【配方】桑葚子15克，五味子10克，枸杞子10克，金樱子10克，破故纸10克，白术10克，茯苓10克，何首乌10克。
【做法】水煎服。
【用法】每日1剂，早晚分服。
【功效】补益心脾。主治少精子症属脾胃两虚者。
【出处】《难症奇方妙用》。

中科活精汤（加减）
【配方】淫羊藿10克，肉苁蓉15克，山药20克，枸杞12克，龟板20克，巴戟天12克，菟丝子15克。
【做法】水煎服。
【用法】每日1剂，早晚分服。
【功效】健脾益肾，生精填髓。主治少精子症属脾肾不足，精竭不育者。
【出处】《难症奇方妙用》。

睾丸炎

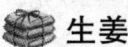生姜
【配方】老生姜适量。
【做法】老生姜用清水洗净，横切成约0.2厘米厚的均匀薄片，每次用6~10片敷于患侧阴睾，盖上纱布，兜起阴囊。
【用法】每日更换1~2次，直至痊愈为止。
【功效】消肿散结。主治急性附睾炎。
【出处】《本草纲目》。

双花连翘饮

【配方】金银花、连翘、葛根、生石膏、天花粉各15克,板蓝根12克,鲜芦根24克,赤芍、郁金、丹皮、龙胆草各9克。

【做法】将上药以水煎煮,取药汁。

【用法】每日1剂,分2次服。

【功效】清热解毒,活血消肿。适用于流行性腮腺炎合并睾丸炎。

【出处】《本草纲目》。

淋病

八正散

【配方】滑石、车前子、栀子各15克,瞿麦、萹蓄各10克,大黄8克,木通6克,甘草4克。

【做法】水煎服。

【用法】每日1剂,分2次服。

【功效】清热除湿,解毒通淋。主治淋病属湿热蕴毒者。症见尿道肿胀、疼痛,有较多黄色脓液从尿道口溢出,可伴有发热,局部淋巴结肿大。舌红、苔黄腻。

【出处】《太平惠民和剂局方》。

石萹

【配方】石韦30克,萹蓄30克,萆薢30克,刘寄奴30克,鸡血藤30克,云苓12克,生地12克,红花12克。

【做法】水煎服。

【用法】每日1剂,分2次服。

【功效】清热活血,化瘀通淋。主治淋病属湿热瘀阻者。症见脓尿以晨起最为明显,排尿疼痛、困难,心烦口渴,失眠多梦,经久不愈。舌暗红有瘀斑、苔薄腻,脉涩。

【出处】《中国中医秘方大全》。

第五章 男科奇方妙治

蜈蚣
【配方】蜈蚣1条。
【用法】先将蜈蚣1条研细末,用黄酒送下,然后用凤眼草、防风、麻黄各9克,水煎服。外用黄酒擦小腹,取汗为度。如汗不出,再服1剂。
【功效】主治淋病。
【出处】《难症奇方妙用》。

白花蛇舌草
【配方】白花蛇舌草25克。
【做法】白花蛇舌草加清水2500毫升,水煎30分钟后,去渣。
【用法】每日1剂,分3次服。
【功效】主治淋病。
【出处】《浙江中医杂志》。

人参白术
【配方】人参50克,白术50克,当归50克,黄芪50克,大黄50克,金银花50克,土茯苓50克,石膏50克,甘草15克,远志15克,天花粉15克,柴胡10克。
【用法】以上各味药水煎服。服用2剂后,上述药方减去大黄、石膏2味,再加上茯苓100克,连服4剂后,可治愈。
【功效】主治淋病。
【出处】《神医奇功秘方录》。

更年期综合征

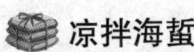凉拌海蜇
【配方】海蜇100克,黑芝麻50克,醋适量。

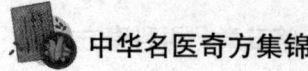

【做法】将海蜇用清水漂洗干净，切成细丝，置入盘中。黑芝麻淘洗干净，晾干。黑芝麻下锅炒至微香，盛起，撒于海蜇丝中，再加适量食醋，调匀即可。

【用法】佐餐食用。

【功效】滋肝潜阳，化痰软坚。适用于更年期综合征属阴虚肝旺者。

【出处】《本草纲目》。

鹌鹑蛋煮牛奶

【配方】鹌鹑蛋6只，牛奶200毫升，白糖适量。

【做法】将牛奶放锅内煮沸，鹌鹑蛋去壳，放入牛奶中，文火煮至蛋熟，加入白糖适量即可。

【用法】每日1次，连服5~7天。

【功效】补益气血，养心安神。适用于更年期综合征属气血不足、心脾两虚者。

【出处】《本草纲目》。

第六章 老年疾病奇方妙治

风湿病

鳝鱼汤

【配方】鳝鱼200克，生姜3片，葱白2段，黄酒2匙。

【做法】将鳝鱼洗净后取肉切丝，和生姜、葱白、黄酒共入锅中，加水适量炖汤，调味佐膳服用。

【用法】每日1剂，连用5~7日为1个疗程。

【功效】祛风湿，强筋骨。此药膳适用于肢体关节疼痛较剧、痛有定处、遇寒痛甚等症。

【出处】《本草纲目》。

乌鸡酒

【配方】乌雄鸡1只，白酒2500毫升。

【做法】将乌雄鸡洗净后用白酒煮炖，至酒熬去一半即可。

【用法】每次饮20~30毫升，每日1次，同时佐餐食用。

【功效】强筋健骨，防治骨质疏松等。此药酒宜治湿痹。症见肢体关节疼痛或肿胀，痛有定处，手、足沉重等。

【出处】《本草纲目》。

高脂血症

番茄菠菜汤

【配方】菠菜、番茄各200克,黄芪50克。
【做法】将番茄、菠菜洗净,番茄汆烫去皮、切瓣,菠菜切段。锅中加水放入黄芪煮沸,放番茄,再次煮沸,放菠菜煮开,加盐调味即可。
【用法】趁热饮食。
【功效】本汤中富含丰富的类胡萝卜素,具有降低血脂的功效,还可以预防心脑血管疾病。
【出处】《本草纲目》。

芹菜鸡蛋汤

【配方】芹菜、绿豆各60克,鸡蛋1个。
【做法】将绿豆用清水浸泡2小时,拣掉死豆;鸡蛋取蛋清,芹菜择洗干净切段备用。将绿豆、芹菜放入搅拌机,放适量清水搅拌成泥。锅中加2碗清水,煮沸,倒入绿豆芹菜泥,再倒入鸡蛋清,搅匀,加盐煮熟即可。
【用法】分2次喝完。
【功效】芹菜的营养价值很高,是治疗高血压、血管硬化的最佳食材,能促进血液循环,利大小便,降血压、降血脂,增进食欲。
【出处】《本草纲目》。

糖尿病

枸杞汤

【配方】宁夏枸杞10克。
【做法】将枸杞加水300毫升,煮沸1~2分钟,待冷后,早餐前将浓汁服完,之后反复冲开水当茶饮。

【用法】每天4~5杯（每杯200毫升），临睡前将残存枸杞连水一起细嚼咽下。

【功效】治肝肾阴亏，头晕，消渴。适用于糖尿病。

【出处】《本草纲目》。

山药黄连汤

【配方】山药25克，黄连10克。

【做法】将上药以水煎煮。

【用法】早、晚各1次。

【功效】清热祛湿，补益脾肾。适用于糖尿病之口渴、尿多、善饥。

【出处】《本草纲目》。

麦冬全草

【配方】麦冬全草50克。

【用法】上药加水至600毫升同煎，武火煎沸后，改用文火续煎30分钟，滤出药液，再加水至400毫升，煎沸20分钟，去渣，两煎所得药液兑匀，分早、晚2次服，每日1剂。

【功效】清胃泻肺，补阴滋液。适用于糖尿病属气阴两虚型。症见烦渴多饮，饮不解渴，消谷善饥，口干舌燥，尿频量多，大便秘结。

【出处】《单味麦冬全草治疗糖尿病》。

大田螺

【配方】大田螺10~20只，黄酒100毫升。

【用法】田螺养于清水盆中，漂去泥沙，取出螺肉加黄酒拌和，再以清水炖熟饮汤，每日1次。

【功效】清热利湿。适用于糖尿病属于湿热困脾型。症见渴而多饮，多食善饥，或仅饥饿感，脘腹痞闷。舌苔黄腻，脉濡缓。

【出处】《实用中医内科学》。

中华名医奇方集锦

胡桃饮

【配方】胡桃12枚，分心木15克。

【做法】胡桃敲破，将硬壳、分心木及胡桃肉同时加水750毫升，文火煎60分钟，药汤剩300毫升左右时去除硬壳及分心木，将药汤及果肉分为5等份。

【用法】饭前半小时服1份，每日5次。

【功效】温阳补肾，阴阳两调。主治糖尿病属阴阳俱虚型。症见尿浊如脂而量多，消瘦明显，头晕耳鸣，腰膝酸软，畏寒肢冷，阳痿，面色灰暗。

【出处】《胡桃饮治2型糖尿病84例疗效观察》。

糖尿病足

冰矾炉甘散

【配方】冰片：明矾：炉甘石为1：1：1。

【做法】共研成细末。

【用法】适量外敷溃疡局部，覆盖无菌纱布，绷带包裹。每日换药1~2次，治疗15日为1个疗程。

【功效】清热解毒，消肿燥湿。治疗糖尿病足部溃疡。

【注意事项】常规应用降糖药，使血糖降至近乎正常范围；使用抗生素积极控制足部感染，并对溃疡局部做彻底清创治疗。

【出处】《中国中医药信息杂志》。

苍竭膏

【配方】苍术50克，血竭30克，川芎30克，三七20克，当归20克，紫草10克，黄连30克，大黄15克，轻粉15克，白醋适量。

【做法】先将苍术、川芎、黄连、三七、当归、紫草、大黄在麻油中浸泡数日，文火熬至微枯、过滤，将净油置入锅内煎沸，加入血竭、

第六章 老年疾病奇方妙治

使融化溶解，再下白醋，融化溶解后离火，稍冷，加入研细的轻粉，搅拌均匀，冷却成膏，消毒备用。

【用法】均匀涂抹在患处。

【功效】清热解毒，活血化瘀，祛腐生肌。主治糖尿病坏疽。

【注意事项】①积极的局部外科清创是坏疽创面治愈的关键性措施。对局部坏死组织要逐日清创，直到彻底刮除一切坏死组织，切除所有坏疽部分，洗净所有脓性分泌物。注意创面护理，换药时要避免损伤创面新生肉芽和上皮组织。导致创面愈合延迟的全身因素包括体质、营养状况、免疫力等，感染是重要的局部因素。②健康教育对疾病恢复有促进作用。注意足部保护，注意患肢保温，指导患者穿大小合适的鞋袜，经常变换体位，抬高患肢，促进静脉回流和动脉供血。饮食宜清淡，给予高蛋白、高维生素饮食，忌食辛辣刺激、海鲜等发物。

【出处】《湖南中医药导报》。

拂痛外洗方

【配方】海桐皮15克，细辛5克，荆芥6克，艾叶15克，吴茱萸15克，川红花6克，独活10克，川断10克，当归尾6克，羌活10克，防风10克，生川乌12克，生葱（全株，洗净切碎）4条，米酒30毫升，米醋30毫升。

【做法】将上药煎取2000毫升（温度大约45℃），分为2次外洗，每次1000毫升，药液不重复使用。

【用法】糖尿病足0级，无开放性创口者，可将患肢放入约40℃药液中浸洗，据病情浸洗至踝关节或膝关节以上，如温度下降，可随时加温，使药液保持适宜温度；有开放性创口者，应避开创口，用7～8层消毒纱布或数层干净软布，蘸药液趁热摊放在患处湿敷，注意水温，避免烫伤。同时，取一块消毒纱布不断地蘸药液淋渍患处，使湿敷纱布保持湿度及温度。每天1次，持续淋渍热敷20分钟，30天为1个疗程。

【功效】温经散寒，养血通络。主治糖尿病足。

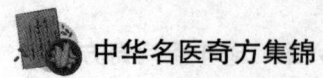

【注意事项】此方温行力大但兼有燥性，不宜内服，以免耗伤阴血。
【出处】《新中医》。

高血压

醋泡花生米
【配方】花生米、醋各适量。
【做法】将花生米泡醋中7天以上（越久越好），备用。
【用法】每日早、晚各吃10粒或临睡前吃2～4粒，7天为1个疗程。血压下降后可隔数日服1次。
【功效】清热，活血，降压。主治原发性高血压（肝肾阴虚型）。症见头晕头痛，耳鸣，心悸失眠等。
【出处】《本草纲目》。

山楂汤
【配方】鲜山楂10枚，白糖30克。
【做法】将山楂捣碎后加糖，和适量的水煎煮至烂。
【用法】每日1次，吃山楂，饮汤。坚持长期服用有显效。
【功效】活血降压。主治原发性高血压。
【出处】《本草纲目》。

肝硬化

桂花青蛙粥
【配方】桂花10克，青蛙（去皮、内脏）3只，白米50克。
【做法】将蛙肉、白米同煮粥，粥将成时，入桂花，再煮沸片刻，调味食粥和蛙肉。

【用法】每日1剂。

【功效】温补脾肾。

【出处】《本草纲目》。

地黄汤

【配方】生地黄15克,沙参、麦芽、鳖甲、猪苓各12克,麦门冬、当归、枸杞子、郁金各9克,川楝子、丹参各6克,黄连3克。

【做法】上药加水煎沸15分钟,滤出药液,再加水煎20分钟,去渣,两煎所得药液兑匀。

【用法】分服,每日1剂。

【功效】治疗肝硬化。

【出处】《本草纲目》。

阿尔茨海默病

黑芝麻粥

【配方】黑芝麻50克,核桃仁100克,大米适量。

【做法】熬粥食用。

【用法】早、晚各1次,可随饭饮用。

【功效】补肾润燥,健脑和中。主治偏虚型阿尔茨海默病。

【出处】《本草纲目》。

核桃仁大枣粥

【配方】核桃仁30克,大枣10枚,粳米150克。

【做法】按常法煮粥服食。

【用法】每日1剂。

【功效】温补肺肾,益气健脑。主治阿尔茨海默病。

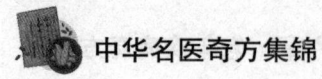中华名医奇方集锦

【出处】《本草纲目》。

肺结核

胡萝卜蜂蜜汤

【配方】胡萝卜1000克，蜂蜜100克，明矾3克。
【做法】将胡萝卜洗净切片，加水350毫升，煮沸20分钟，去渣取汁，加入蜂蜜、明矾，搅匀，再煮沸片刻即成。
【用法】每日3次，每次服50克。
【功效】祛痰止咳。主治肺结核咯血等症。
【出处】《本草纲目》。

枸杞汤

【配方】枸杞子15～30克，大枣6～8个，鸡蛋2个。
【做法】将上药加水同煮，鸡蛋熟后去壳再煮片刻。
【用法】吃蛋，饮汤。每日或隔日1剂，一般3次左右即可见效。
【功效】补虚劳，益气血，健脾胃，养肝肾。主治肺结核。
【出处】《本草纲目》。

羊苦胆

【配方】羊苦胆1枚。
【做法】羊苦胆洗净后蒸熟。
【用法】每日1枚，3个月为1个疗程。
【功效】治疗肺结核。
【出处】《浙江中医杂志》。

鳗鲡大蒜

【配方】鳗鲡（白鳝）150克，大蒜2头，葱、姜、油、盐各适量。

第六章 老年疾病奇方妙治

【做法】将鳗鲡开膛洗净,切段;大蒜去皮,洗净。将锅置于旺火上,加油烧热,放入鳗鲡煎炸至呈金黄色,下大蒜及调料,加水1碗煮至鱼熟即成。

【用法】佐餐服用。

【功效】补虚羸,祛风湿,杀菌。有抑制结核病菌的作用。

【出处】《新中医》。

南瓜藤汤

【配方】南瓜藤(即瓜蔓)100克,白糖少许。

【做法】加水共煎成浓汁。

【用法】每次服60克,每日2次。

【功效】清肺,和胃,通络。用于肺结核之潮热。

【出处】《卫生报》。

蛋壳蛋黄

【配方】鸡蛋壳(皮)6个,鸡蛋黄6个。

【做法】将蛋壳研细,放入蛋黄搅匀,置于搪瓷或陶器内,于炭火上炒拌至呈焦黑色,即有褐色之油渗出,将油盛在盖碗内备用。

【用法】每次饭前1小时服5滴,每日3次。

【功效】滋阴养血,润燥利肺。适用于肺结核常见的阴虚火旺证型。

【出处】《中国中医秘方大全》。

玉米须冰糖

【配方】玉米须、冰糖各60克。

【做法】加水共煎。

【用法】饮数次见效。

【功效】利水,止血。适用于肺结核常见的阴虚火旺证型。

【出处】《中国中医秘方大全》。

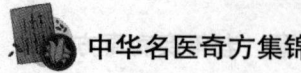

吸蒜气
【配方】紫皮大蒜2~3头。
【做法】蒜去皮,捣烂,置瓶中,插两管接入鼻内,呼气用口,吸气用鼻。
【用法】每日2次,每次30~60分钟,连用3个月。
【功效】止咳祛痰,宣窍通闭。适用于肺结核常见的肺阴亏损证型。
【出处】《广东中医》。

三角神经痛

桑葚
【配方】桑葚150克。
【做法】用水煎煮桑葚,取汤。
【用法】每日1剂,分3次服。
【功效】补肝益肾,息风止痛。主治三角神经痛。
【出处】《本草纲目》。

当归白酒
【配方】当归50克,白酒500毫升。
【做法】将当归浸入白酒内,密封储存。每日摇荡1次,15日即成。
【用法】每服15~20毫升,每日2次。
【功效】补血,活血,止痛。主治三角神经痛。
【出处】《本草纲目》。

冠心病

豆浆粥
【配方】豆浆汁500克,粳米50克,白糖适量。

第六章 老年疾病奇方妙治

【做法】将豆浆汁与洗净的粳米同入砂锅煮粥,粥熟后加入少许白糖即可。
【用法】早、晚各服1次。
【功效】通心活血,补虚润燥。适用于冠心病。
【出处】《本草纲目》。

洋葱炒肉片
【配方】洋葱、瘦猪肉各100克。
【做法】将瘦肉、洋葱切片,油锅烧热后先放瘦肉翻炒,然后放入洋葱同炒,加调料后再炒片刻即可。
【用法】每日1次,佐餐食用。
【功效】滋肝益肾,化浊去瘀,利湿解毒。适用于冠心病。
【出处】《本草纲目》。

肩周炎

生姜
【配方】生姜20~30克。
【做法】将生姜洗净切片,加水煎沸3分钟,去渣。
【用法】将毛巾浸入姜汤中,绞干后温熨患部,每日2~3次。
【功效】温中散寒,通络止痛。适用于肩周炎。
【出处】《本草纲目》。

首乌酒
【配方】生首乌250克,酒500毫升。
【做法】将首乌捣碎,浸入酒中24小时以后,隔水煮1小时,去渣。
【用法】临睡前温饮半杯。
【功效】祛风止痛。适用于肩周炎。
【出处】《本草纲目》。

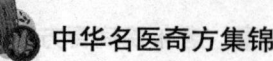

阳和活络汤加减

【配方】麻黄5克，白芥子10克，熟地15克，桂枝10克，甘草3克，炮附子10克，姜黄6克，淫羊藿15克，当归10克，川芎6克，制乳没各6克。

【做法】水煎服。

【用法】每日1剂。

【功效】温经散寒，化痰祛瘀。主治肩关节周围炎属风寒湿阻者。症见肩部窜痛，遇风寒痛剧，得温痛减，畏风恶寒，或肩部有沉重感。舌质淡、苔薄白或腻，脉弦滑或弦紧。

【出处】《难症奇方妙用》。

颈椎病

颈椎散

【配方】当归、红花、三七粉各80克。

【做法】将上3味共研细末。

【用法】口服，每次3克，每日3次，温开水送服，9天为1个疗程。

【功效】活血，散瘀止痛。主治颈椎病。

【出处】《本草纲目》。

板栗粳米粥

【配方】板栗20克，粳米50克。

【做法】将板栗去壳，洗净，置锅中，加清水500毫升，加粳米，急火煮开5分钟，文火煮30分钟，成粥。

【用法】佐餐，分次食用。

【功效】补中益气。主治颈椎病之颈肩疼痛、倦乏无力者。

【出处】《本草纲目》。

丁香姜糖

【配方】丁香粉5克，生姜末30克，白糖50克。

【做法】将白糖放入砂锅内，文火煮沸，再加丁香粉、生姜末调匀，继续煮至挑起不黏手为度。备一瓷碗，涂以香油，将糖倾入摊平，稍凉后趁软切成50块。

【用法】可经常食用。

【功效】降逆化痰。主治颈椎病。

【出处】《本草纲目》。

全蝎蜈蚣汤

【配方】全蝎10克，蜈蚣2条，鹿衔草、川芎、当归、自然铜、乌梢蛇各15克。

【做法】将药加水煎煮2次，取药汁混合。

【用法】每日饮服2次。

【功效】适用于颈椎病。

【出处】《江西中医药》。

腰椎间盘突出

独活寄生汤加减

【配方】独活9克，寄生12克，杜仲12克，牛膝12克，威灵仙9克，细辛3克，防风6克，川芎12克，当归9克，甘草6克。

【用法】水煎服，每日1剂。

【功效】温经散寒止痛。主治坐骨神经痛属风寒痹阻者。症见腰腿冷痛，转侧不利，疼痛走移不定，恶风怕冷，阴雨加重，肢体不温。舌质淡、苔薄白，脉弦。

【出处】《备急千金要方》。

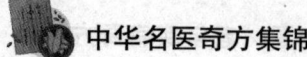

阳和汤

【配方】熟地30克，白芥子10克，鹿角胶15克，麻黄、肉桂、炮姜炭、生甘草各5克。

【用法】水煎服。配合牵引疗法。

【功效】温经散寒，蠲痹通络。主治坐骨神经痛属寒湿痹阻者。症见腰腿冷痛重着，转侧不利，静卧痛不减，受寒及阴雨加重，肢体发凉。舌质淡、苔白或腻，脉沉紧或濡缓。

【出处】《外科证治全生集》。

腰部劳损

红花乌梢蛇酒

【配方】红花15克，乌梢蛇1条，白酒1000毫升。

【做法】乌梢蛇活杀，去内脏，置瓶中，加红花、白酒，密封2个月，备用。

【用法】每日2次，每次15～20毫升。

【功效】祛风寒，活血止痛。主治腰部劳损属风寒湿痹阻者。症见腰部冷痛重着，转侧不利，静卧不减，阴雨天加重。舌苔白腻，脉沉。

【出处】《难症奇方妙用》。

首乌苡仁酒

【配方】生苡仁120克，制首乌180克。

【做法】上药共浸泡于白酒中，蜡封瓶中，置阴凉处15天，去渣备用。

【用法】早、晚各1次，每次2酒盅。

【功效】散寒除湿，蠲痹通络。主治腰痛属寒湿痹阻者。症见腰部冷痛重着，转侧不利，静卧不减，阴雨天加重。舌苔白腻，脉沉。

【出处】《难症奇方妙用》。

第六章 老年疾病奇方妙治

大黄白芷汤

【配方】熟大黄10克,白芷10克,肉桂10克。
【做法】用白酒500毫升泡1天,备用。
【用法】每次服10毫升,每日2次。
【功效】清热利湿,活血化瘀。主治损伤后腰痛属湿热内蕴者。症见腰痛而有热感,炎热或阴雨天气疼痛加重,活动后减轻,尿赤。舌苔黄腻,脉濡数。
【出处】《难症奇方妙用》。

骨折

复方熊胆软膏

【配方】熊胆粉1克,冰片0.5克,尼泊金乙酯0.1克,液体石蜡适量,凡士林适量。
【做法】制成软膏100克。
【用法】用适量药膏,均匀涂于肿胀部位的皮肤表面,每日3~4次。骨折后24小时开始使用,至肿胀消失停止。
【功效】消肿。主治骨折早期。
【出处】《中药材》。

马钱乳香散

【配方】生马钱子9克,乳香9克,没药9克,生甘草9克。
【做法】共为细末。
【用法】将折骨整好,药面用凉烧酒调敷伤处,用布包好。
【功效】适用于骨折早期。
【注意事项】此药含有毒质,只宜外敷,不能内服。
【出处】《山东省中医验方·第一辑》。

接骨四黄膏

【配方】接骨草6份,大黄1份,黄柏1份,黄连1份,黄芩1份。

【做法】共研为细末,加等量的香油和凡士林,灼火煎至膏状。

【用法】敷于骨折部位,2~4日换药1次。骨折按常规整复固定。

【功效】适用于新鲜骨折或陈久性骨折。治疗闭合性骨折,平均消肿时间为5天,临床愈合时间为26天,骨折愈合时间为36天。

【出处】《浙江中医》。

乌蔹莓根

【配方】乌蔹莓根100克。

【做法】将上药研成细末,倒入适量沸水,搅拌成糊状,再加入少量酒精调匀,备用。

【用法】将上药摊于纱布上,并包扎在已经复位好的骨折患处,用绷带夹板固定好,每星期换药1次。一般1~2星期肿胀消退,4~5星期能恢复功能。

【功效】适用于各类骨折,尤适用于骨折早期。

【出处】《中医外治法奇方妙药》。

耳聋

黑豆炖狗肉

【配方】狗肉500克,黑豆100克。

【做法】将狗肉洗净,切成块,和黑豆一起加水炖至烂熟,加五香粉、盐、糖、姜调味服食。

【用法】食肉,饮汤。

【功效】狗肉性温,温肾助阳、补中益气;黑豆健脾补肾,解毒利尿,延年益寿。本方可用于防治老人肾虚所致的耳鸣耳聋。

第六章 老年疾病奇方妙治

【出处】《本草纲目》。

🎁 黑木耳瘦肉汤

【配方】黑木耳30克，瘦猪肉100克。

【做法】将瘦猪肉切丁、黑木耳洗净，加生姜3片、水适量，文火炖煮30分钟，加盐服食。

【用法】佐餐食用。

【功效】补肾，活血，润燥。黑木耳中含有一种抑制血小板聚集的成分，可降低血黏度，防治内耳动脉硬化。对耳鸣耳聋伴高血脂者更为适用。

【出处】《本草纲目》。

病毒性角膜炎

🎁 羌蓝解毒退翳汤

【配方】羌活15克，板蓝根20克，木贼草10克。

【做法】取上药加水500毫升，浸泡30分钟，先用武火煎沸，再改用文火煎20分钟。

【用法】每日1剂，每剂煎服2次。

【功效】疏风散寒，解毒退翳。主治病毒性角膜炎。症见病初起，畏光流泪、异物感，角膜浅点状混浊。

【出处】《本草纲目》。

🎁 清热退翳汤

【配方】大青叶15克，金银花12克，生大黄5克，知母10克。

【做法】取上药（除大黄）加水500毫升，浸泡30分钟。先用武火煎沸，再改用文火煎15分钟，加入大黄，续煎5分钟即可。

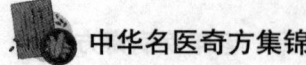中华名医奇方集锦

【用法】每日1剂,每剂煎服2次。
【功效】清热解毒,泻火通便。主治病毒性角膜炎属肝火炽盛者。症见角膜病变扩大加深,结膜混合出血,灼热刺痛,畏光流泪,口苦,头痛,便秘。
【出处】《本草纲目》。

溃疡性角膜炎

加味修肝散
【配方】栀子、薄荷、羌活、荆芥、防风、麻黄、大黄、连翘、黄芩、当归、赤芍、菊花、木贼、桑螵蛸、白蒺藜、川芎、甘草各30克。
【用法】上药为末,每次15克,水煎,入酒温服。
【功效】疏风清热。主治肺肝风热型花翳白陷。
【出处】《银海精微》。

泻肝散
【配方】玄参、大黄、黄芩、知母、桔梗、车前子各30克,羌活、龙胆草、当归、芒硝各等份。
【用法】共为末,每次15克,水煎,饭后服之。
【功效】通腑泄热。主治花翳白陷属热炽腑实证,以翳从四周蔓生,迅速扩展串联,漫掩瞳神为要点。
【出处】《银海精微》。

当归四逆汤
【配方】当归10克,桂枝6克,芍药6克,细辛3克,甘草6克,通草9克,大枣2枚。
【用法】水煎服,每日1剂,分2次服。

第六章 老年疾病奇方妙治

【功效】温阳散寒。主治花翳白陷属阳虚寒凝证,以黑睛生翳溃陷,迁延不愈及四肢不温为要点。

【出处】《伤寒论》。

滋阴退翳汤

【配方】知母、生地黄、玄参、麦门冬、刺蒺藜、木贼、青葙子、菟丝子各10克,菊花、蝉蜕各6克,甘草3克。

【用法】水煎服,每日1剂,分2次服。

【功效】扶正祛邪,滋阴退翳。主治凝脂翳后期偏于阴虚者。

【出处】《眼科临床笔记》。

肺炎

丝瓜冰糖汤

【配方】丝瓜2000克,冰糖20克。

【做法】将丝瓜洗净,去皮切碎,与冰糖共置碗内,上笼蒸熟服食。

【用法】每日1剂。

【功效】清热解毒,凉血润燥。主治肺炎。

【出处】《本草纲目》。

香蕉根饮

【配方】鲜香蕉根200克,精盐少许。

【做法】将香蕉根洗净切碎,捣烂绞取其汁,放入碗内,隔水蒸熟,调入精盐即可。

【用法】每日1剂。

【功效】清热解毒,利尿消肿。主治肺炎。

【出处】《本草纲目》。

腰腿疼痛

杜仲丹参酒
【配方】杜仲、丹参各30克，川芎20克，黄酒500毫升。
【做法】将上药共制成颗粒状，用酒浸泡7日，去药渣，上清液备用。
【用法】饮上清液，不拘时，随意温服。
【功效】强腰活血，用于腰腿痛。
【出处】《本草纲目》。

首乌苡仁酒
【配方】生苡仁120克，制首乌180克，白酒1000毫升。
【做法】将上药捣碎，浸于酒中，密封，置阴凉处15日，去渣备用。
【用法】每日早晚各服1～2盅。
【功效】养血祛风除湿，用于肾虚风寒腰痛。
【出处】《本草纲目》。

心力衰竭

桂心粳米粥
【配方】桂心5克，粳米100克。
【做法】将桂心研为细末，加入将熟的粳米粥内，再煮至粥熟即成。
【用法】每日1剂，分2次服。
【功效】温阳利水。适用于阳虚水泛型充血性心力衰竭。
【出处】《本草纲目》。

艾叶苹果
【配方】艾叶10克，苹果1个，红糖30克。
【做法】将艾叶水煎取汁，加入苹果煮水，兑入红糖，吃苹果，喝水。

【用法】每日1～2剂。
【功效】化瘀行水。适用于血瘀水阻型充血性心力衰竭。
【出处】《本草纲目》。

心绞痛

鸡蛋米醋

【配方】鸡蛋1个，米醋60毫升，红糖适量。
【做法】将鸡蛋打入碗内，加米醋、红糖调匀饮用。
【用法】每日1～2剂。
【功效】行气活血，化瘀通络。主治气滞血瘀型心绞痛。
【出处】《本草纲目》。

香蕉茶

【配方】香蕉50克，蜂蜜少许。
【做法】将香蕉去皮研碎，加入等量的茶水中，加蜜调匀当茶饮。
【用法】早、晚各1次。
【功效】降压润燥，滑肠。主治冠心病、高血压、动脉硬化及便秘等。
【出处】《本草纲目》。

三七粉

【配方】三七粉2～3克。
【用法】开水冲服，日服2～3次。
【功效】活血化瘀，通络止痛。主治冠心病不稳定型心绞痛属心脉瘀阻型。症见心痛剧烈，如锥针刺，甚则心痛彻背，心慌胸闷，气短乏力，动则汗多，面色灰暗，怔忡失眠。舌质紫暗、苔白，脉弦涩或结代。
【出处】《三七粉治疗冠心病10例》。

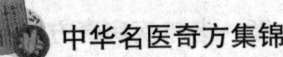

虻虫陈皮汤

【配方】虻虫6~12克，陈皮12克。

【做法】取上药加水200毫升同煎，武火煎沸后，改用文火续煎20分钟，药汁1次服完。

【用法】每日1剂，每剂煎服2次。

【功效】活血化瘀，行气止痛。主治冠心病心绞痛属心脉瘀阻型。症见心痛剧烈，如锥针刺，甚则心痛彻背，心慌胸闷，气短乏力，动则汗多，面色灰暗，怔忡失眠。舌质紫暗、苔白、脉弦涩或结代。

【出处】《虻虫陈皮汤治疗心绞痛18例》。

风湿性关节炎和类风湿性关节炎

生姜红糖膏

【配方】鲜生姜1000克，红糖500克。

【做法】将生姜捣烂如泥，红糖用水溶化，与姜泥调匀，用小火熬成膏备用。

【用法】每天早、中、晚各服1汤匙。

【功效】温阳散寒，活血祛瘀止痛。主治下部受寒、两腿疼痛之关节炎。

【出处】《本草纲目》。

木瓜炖松仁

【配方】木瓜30克，松子60克。

【做法】将木瓜润透，切薄片；松子去壳，留仁。将木瓜、松子仁放入炖盅内，加水250毫升，置于大火上烧沸，再用小火煮25分钟，盛入碗中即可食用。

【用法】佐餐食用。

【功效】此汤有舒经活络、息风养液的功效，适用于风湿疼痛、风痹等症。

【出处】《本草纲目》。

龙马自来丹

【配方】地龙12克，制马钱子0.5克。
【做法】取上药，加水300毫升同煎。武火煎沸后，改用文火续煎30分钟。
【用法】每日1剂，每剂煎服2次，药汁1次服完。
【功效】祛风散寒，除湿通络。主治类风湿性关节炎属于风寒湿型。症见关节肿痛，窜痛或痛有定处，晨僵，屈伸不利，得温或活动后症状减轻，遇寒则剧，局部畏寒怕冷。
【出处】《龙马自来丹为主治疗类风湿性关节炎200例》。

青藤汤

【配方】青风藤30～45克，秦艽15克，寻骨风15克，何首乌30克。
【做法】取上药，加水300毫升同煎。武火煎沸后，改用文火续煎30分钟。
【用法】每日1剂，每剂煎服2次，药汁1次服完。
【功效】补益肝肾，强筋健骨。主治类风湿性关节炎属肝肾亏虚型。症见病久反复发作，关节肿胀畸形，灼热疼痛，屈伸不利，筋脉拘急，形体消瘦，五心烦热，骨肌萎缩，腰膝酸软，伴头晕，耳鸣，失眠，盗汗。
【出处】《青藤汤治疗类风湿性关节炎》。

老年性白内障

明目汤

【配方】熟地9克，元参9克，杞果15克，旱莲草10克，桑葚子15克，党参15克，当归15克，白芍20克，车前子15克。
【做法】取上药加水500毫升，煎沸。
【用法】每日1剂，分2次服。
【功效】补肝肾益精血，明目退翳。主治老年性白内障属肝肾亏虚者。症见视力减退，晶体混浊，头晕耳鸣，腰膝酸软。舌淡、苔薄，脉细无力。

【出处】《难症奇方妙用》。

祛障明目汤

【配方】茺蔚子20克，白芍15克，当归6克，女贞子6克，菊花10克，枸杞45克，决明子10克，防风12克，香附15克，首乌30克，红花6克。

【做法】取上药加水500毫升，煎沸。

【用法】每日1剂，分2次服。

【功效】补益肝肾，祛瘀明目。主治老年性白内障属肝肾亏虚者。症见视力减退，晶体混浊，头晕耳鸣，腰膝酸软。舌红、苔薄黄，脉细数。

【出处】《难症奇方妙用》。

启明汤

【配方】熟地黄12克，山茱萸9克，山药12克，泽泻6克，茯苓6克，丹皮6克，枸杞子12克，菊花12克，黄芪18克，石决明9克，蝉蜕12克，木贼10克。

【做法】取上药加水500毫升，煎沸。

【用法】每日1剂，分2次服。

【功效】补益肝肾，明目。主治老年性白内障属肝肾亏虚者。症见晶珠混浊，视物昏蒙，头晕耳鸣，失眠多梦，腰膝酸软。舌红、苔薄，脉细。

【出处】《难症奇方妙用》。

第七章　儿科奇方妙治

多动症

蛤蜊炒鸡心

【配方】蛤蜊150克，鸡心200克，葱花、姜末、植物油、盐各适量。

【做法】将蛤蜊放入沸水中，煮至外壳松动，去壳洗净；鸡心剥除外层薄膜及血管，洗净后入沸水中煮3分钟，取出切片。植物油烧至七成热，爆香葱花、姜末，放入蛤蜊、鸡心，继续翻炒，将熟时，加食盐调味，炒匀后出锅。

【用法】佐餐食用，每日1次。

【功效】有滋阴润燥、利水消肿的作用，可用于口渴、心烦、手足心热等症。辅助治疗小儿多动症。

【出处】《本草纲目》。

百枣鸡蛋汤

【配方】百合60克，红枣4枚，鸡蛋2个，白糖适量。

【做法】将百合、红枣加水400毫升，大火烧开，打入鸡蛋，煮至熟，加白糖，调匀。

【用法】分2次服。

【功效】防治小儿多动症。

【出处】《本草纲目》。

百日咳

柿饼夹生姜

【配方】柿饼1只，去皮生姜9～15克。

【做法】柿饼横切成半，生姜切碎夹在柿饼内，以文火焙熟。

【用法】去姜吃柿饼，随意食之。

【功效】润心肺，止咳化痰。适用于小儿百日咳。

【出处】《本草纲目》。

柚子皮蜂蜜汁

【配方】柚子皮50克，蜂蜜15毫升。

【做法】剥下柚子外层黄皮，切碎，置锅内，加清水适量用小火煮烂，去渣取汁，冲入蜂蜜调化。

【用法】取汁1次喝完。每日1～2次，连服7～10天。1岁以下小儿分量酌减。

【功效】清热去火，润喉止咳。适用于小儿百日咳。

【出处】《本草纲目》。

鸡胆

【配方】新鲜鸡胆汁。

【用法】上药加白糖适量调成糊状，蒸熟服。按每日每岁1/2只鸡胆汁计算，最多不超过3只，分2次服，连服5～7日。如无鸡胆，用猪胆、牛胆、鸭胆均可，用量参照鸡胆量的比例计算。

【功效】消炎，止咳，祛痰，解毒。主治百日咳痉咳期。

【出处】《中国中医秘方大全》。

鲜侧柏叶煎剂

【配方】鲜侧柏叶适量。

【用法】小于1岁20克，1～5岁30～50克，6～10岁60～100克，加水

200~400毫升，煎至90~300毫升，分6次口服，每次15~50毫升。

【功效】清热泻肺，化痰镇咳。主治百日咳痉咳期。症见阵发性咳嗽，频频阵作，咳后有回吼声，反复不已，入夜为甚，痰多而黏，大便干，小便黄。

【出处】《鲜侧柏叶煎剂治疗百日咳92例》。

小儿积食

白萝卜粥

【配方】白萝卜1个，大米50克，红糖适量。

【做法】把白萝卜、大米分别洗净，萝卜切片，先煮30分钟，再加米同煮（不吃萝卜者可捞出萝卜后再加米）至米烂汤稠，加红糖适量煮沸即可。

【用法】晾温后饮用，2~3次即可使腹泻痊愈。

【功效】开胸顺气，健胃。对小儿消化不良、腹胀有疗效。

【出处】《本草纲目》。

糖炒山楂

【配方】山楂、红糖各适量。

【做法】取红糖适量（如宝宝有发热的症状，可改用白糖或冰糖），入锅用小火炒化（为防炒焦，可加少量水），加入去核的山楂适量，再炒5~6分钟，闻到酸甜味即可。

【用法】每顿饭后让孩子吃一点。

【功效】清肺，消食。用于吃肉过多引起的积食。

【出处】《本草纲目》。

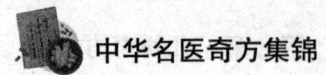中华名医奇方集锦

小儿腹泻

绿豆粉蛋清
【配方】绿豆粉9克,鸡蛋清1个。
【做法】共调和为饼。
【用法】呕者贴于囟门,腹泻者贴于足心。
【功效】清热解毒,消暑利水。主治夏天小儿上吐下泻。
【出处】《本草纲目》。

苹果泥
【配方】苹果1个。
【做法】将其切成薄片,放于大瓷碗中,盖好,隔水蒸熟,捣成泥,喂幼儿服食。
【用法】每日3次。
【功效】由于苹果的纤维较细,对肠道刺激小,且含有果胶鞣酸,所以具有吸附和收敛作用。主治幼儿单纯性良性腹泻、口渴。
【出处】《本草纲目》。

干姜茶
【配方】红茶、干姜丝各3克。
【做法】二者放瓷杯中,以滚水100毫升冲泡,加盖10分钟。
【用法】代茶随意服,饮完可再冲。
【功效】驱散风寒,化湿和中。主治小儿腹泻属风寒泻者。症见泄泻清稀,中多泡沫,臭气不甚,头痛腹痛。
【出处】《伤寒论》。

葛根芩连汤
【配方】葛根15克,黄芩6克,黄连3克,甘草3克。
【做法】取上药,加水400毫升同煎。先用武火煎沸,再改用文火续煎30分钟。

【用法】每日1剂，每剂煎服2次，分若干次服完。
【功效】清肠利湿。主治小儿腹泻属湿热泻者。症见脘腹胀满，腹痛则欲泻，泻后痛减，或泻下稀薄，水分较多，粪色深黄而臭。
【出处】《伤寒论》。

尿床

遗尿汤

【配方】党参、菟丝子各12克，蚕茧10只，补骨脂、金樱子、覆盆子各9克，炙甘草4.5克，桑螵蛸、黄芪各15克。
【做法】将上药水煎浓缩，加白糖适量，制成每剂40毫升。
【用法】每日早、晚各服20毫升。
【功效】益气补肾，固涩止遗。
【出处】《本草纲目》。

加味桂枝龙牡汤

【配方】桂枝、甘草、益智仁、生姜各9克，炒白芍12克，煅龙牡、桑螵蛸各30克，大枣5枚。
【做法】将上药以水煎煮，取药汁。
【用法】每日1剂，分2次服。同时每晚临睡前服桂附八味丸10克。
【功效】安神养肾。主治因梦遗尿，形寒肢冷，心悸头昏。舌淡苔白脉细，证属心肾气虚者。
【出处】《本草纲目》。

补白散

【配方】补骨脂30克，白果55克。
【做法】白果去壳，与补骨脂炒熟，共为细末。
【用法】每日服2次，每次3~9岁服4~5克、10~12岁服6~10克。

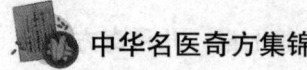 中华名医奇方集锦

【功效】温肾健脾，敛肺益气。主治遗尿症属肾气不适兼脾肺气虚者。症见睡中遗尿，量多次频，面色无华，神疲乏力，纳少肢冷。
【出处】《难症奇方妙用》。

遗尿救治汤
【配方】补骨脂10克，金樱子10克，黄芪10克，党参10克，防风10克，藁本10克，石菖蒲10克，甘草6克。
【用法】水煎，每日1剂，分2次温服。
【功效】补脾益气，固涩小便。主治遗尿症属脾肺气虚者，症见睡后遗尿，少气懒言，神疲乏力，面色苍黄，食欲不振，大便溏薄，易自汗。舌质淡胖、苔薄白，脉软无力。
【出处】《难症奇方妙用》。

小儿口疮

白及连冰粉
【配方】白及15克，黄连9克，冰片2克。
【做法】将上药碾成极细粉末，过130目筛后装瓶备用。
【用法】令患者用蒸馏水或淡盐水漱洗口腔后，取药粉约2克，分撒在口腔溃疡处，每天1～2次，5天为1个疗程。
【功效】清热泻火，解毒敛疮。主治小儿口疮属脾胃积热者。
【出处】《新中医》。

导赤散加味
【配方】生地黄5～15克，麦冬5～12克，木通3～9克，车前子（包）3～10克，鲜竹叶5～6克，甘草梢3～6克。
【用法】水煎频服，日服1剂。重者可日、夜各服1剂。
【功效】清热泻火。主治小儿口疮。

【出处】《江苏中医药》。

釜底抽薪散

【配方】吴茱萸15克,胡黄连、川大黄各6克,胆南星3克。
【做法】上方共研细末,制成散剂备用。
【用法】1岁以下小儿每次用药3克,1岁以上可酌情增至6~12克。用时将药末与陈醋适量调成糊状,候患儿睡熟后涂敷于两足心,外用纱布包扎,晨起去之。
【功效】导热下行,引火归元。主治小儿口疮。
【出处】《中医外治杂志》。

复方五倍子散

【配方】五倍子50克,儿茶30克,冰片少许。
【用法】共研细末,以香油调和,涂于患处,每日1次。
【功效】清热泻火,敛疮止痛。主治小儿口疮。
【出处】《黑龙江中医药》。

小儿鹅口疮

板蓝根

【配方】板蓝根9克。
【做法】水煎,去渣取汁。
【用法】反复涂搽患处,每日5次。
【功效】清热解毒。适用于小儿鹅口疮。
【出处】《本草纲目》。

红糖

【配方】红糖适量。

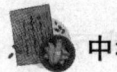 中华名医奇方集锦

【做法】以手指蘸糖，轻轻涂搽口腔患处数次。
【用法】每日4次。
【功效】活血祛瘀。主治小儿鹅口疮。
【出处】《本草纲目》。

马牙硝
【配方】马牙硝。
【用法】研细涂于舌上，每日3～5次。
【功效】清热消肿。主治小儿鹅口疮。
【出处】《简易普济良方》。

密陀僧
【配方】密陀僧。
【用法】调涂脚心，疮愈洗去。
【功效】杀虫收敛。主治小儿鹅口疮。
【出处】《黎居士简易方》。

赤小豆
【配方】赤小豆24粒。
【用法】捣研成末，以醋调和，频频涂之。
【功效】清热利水。主治小儿鹅口疮。
【出处】《家用良方》。

小儿麻痹

木瓜透骨草
【配方】木瓜、透骨草、麻黄、当归、地肤子各12克，制甲珠、桂枝各9克，红花、川牛膝各13克，露蜂房1只。

第七章 儿科奇方妙治

【用法】将上药加清水半面盆煮沸后,加入烧酒、黄酒各60毫升,继续煮沸后,倒入盆中,趁热烫洗患肢。必须使药力热透,方可有效。每剂可洗3次。
【功效】温经祛湿,活血通络。主治小儿麻痹症(若为小儿麻痹症急性发热期,待热退后,方可用之)。
【出处】《中医儿科临床选辑》。

当归苏芍

【配方】当归19克,苏芍、川牛膝各15克,木瓜、桂枝、红花、地肤子各12克,甲珠20克,透骨草15克,麻黄10克,露蜂房1个。
【做法】将上药煎汤,然后入烧酒、黄酒各60毫升再煮沸,倒入盆内,趁热洗患处。
【用法】每日早、晚各1次。
【功效】祛风活血,温经通络。主治小儿麻痹症。
【出处】《中国当代中医名人志》。

寻骨风根

【配方】寻骨风根、威灵仙各30克,半边莲240克。
【用法】将上药加清水2000毫升,煎沸后,将药液倒入杉木水桶内,并放一小木凳于桶中,嘱患儿脱去裤袜,坐于桶口,将足踏在小木凳上,并用厚毛巾将水桶口围起,勿使热气外散。趁热熏洗患处,至药水不烫时,取出木凳,将小儿患足浸入水中洗泡。每日早、午、晚各1次。
【功效】清热解毒,祛风通络。主治小儿下肢麻痹症。
【出处】《中草药外治验方选》。

麻黄杜仲

【配方】麻黄、杜仲、川乌、草乌、当归各9克,花椒6克,川断、党参各12克,黄芪30克。

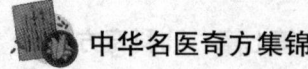中华名医奇方集锦

【做法】将上药加清水适量水煎，过滤去渣，将药液倒入盆内，趁热先熏后洗患肢。

【用法】每日1~2次。

【功效】益气活血，温经通络。主治小儿麻痹症末期。

【出处】《常见病中草药外治疗法》。

新生儿黄疸

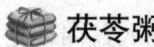茯苓粥

【配方】白茯苓粉20克，赤小豆50克，薏苡仁100克。

【做法】先将赤小豆、薏苡仁煮烂后，加茯苓粉再煮成粥。

【用法】加白糖少许，每日数次，随意服食。

【功效】健脾祛湿。适用于黄疸。

【出处】《本草纲目》。

泥鳅豆腐

【配方】泥鳅5条，豆腐1块，盐、味精各少许。

【做法】将泥鳅放清水中，滴几滴食用油，让泥鳅吃油及清水后，排出肠内粪物。取出泥鳅，同豆腐切块炖熟，加盐及味精调味。

【用法】食用，每日2次。

【功效】除热祛湿。适用于黄疸。

【出处】《本草纲目》。

田螺黄酒汤

【配方】大田螺10~20个，黄酒半小杯。

【做法】将大田螺养于清水中，使吐出泥污，洗净，取肉与黄酒拌和，加水煮熟，饮汤。

第七章 儿科奇方妙治

【用法】每日1剂。

【功效】清热利水。适用于湿热黄疸。

【出处】《本草纲目》。

🎀 化疸复肝汤

【配方】绵茵陈12克,金钱草9克,郁金6克,粉甘草3克,红糖适量。

【做法】水煎,加红糖当水饮。

【用法】每日1剂,每天3~5次。

【功效】利湿退黄。主治新生儿黄疸属湿热熏蒸型。症见面目皮肤发黄,颜色鲜明,状如橘色,烦躁啼哭。

【出处】《陕西中医》。

流涎症

🎀 白术

【配方】白术10克。

【做法】将白术研为粗末,加水煎,去渣,加白糖适量。

【用法】每日1剂,分次口服。

【功效】治小儿流涎。

【出处】《本草纲目》。

🎀 桑白皮

【配方】桑白皮10~20克。

【做法】将上药加水100毫升,煎至60毫升。

【用法】每日1剂,分2~3次口服,5剂为1个疗程。

【功效】泻肺平喘。用于治流涎症。

【出处】《本草纲目》。

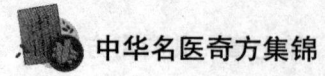

夜啼

葱姜汤

【配方】葱白5段，生姜5片。

【做法】将上药以水煎煮，取药汁。

【用法】每日1剂。

【功效】温中散寒。主治小儿夜啼。

【出处】《本草纲目》。

茶叶敷肚脐

【配方】茶叶适量。

【做法】将茶叶放入口内咬碎。

【用法】涂于小儿肚脐部，用白布包好（或用胶布粘住），10分钟即止。一般需涂3日。

【功效】清热泻火。主治小儿夜啼。

【出处】《本草纲目》。

蝉蜕

【配方】蝉蜕5克。

【用法】蝉蜕水煎频服，连服2~3天。

【功效】凉肝息风。主治小儿惊痫夜啼。

【出处】《一味中药巧治病》。

地龙

【配方】地龙1条。

【用法】水煎频服，连服2~3天。

【功效】清热息风。主治小儿高热夜啼。

【出处】《一味中药巧治病》。

第七章 儿科奇方妙治

青黛

【配方】青黛0.5克。

【用法】蜜糖调服,每日2次。

【功效】清热解毒,清肝泻火,定惊。主治小儿暑热夜啼。

【出处】《一味中药巧治病》。

伏龙肝

【配方】伏龙肝6克。

【用法】水煎服。

【功效】温中散寒。主治小儿寒证腹痛导致的夜啼。

【出处】《普济方》。

竹沥

【配方】竹沥(不拘多少)。

【用法】临卧之时,服半小杯。

【功效】清热豁痰,定惊利窍。主治小儿睡梦狂语啼哭。

【注意事项】本品性寒,对寒痰及便溏者忌用。

【出处】《家用良方》。

婴儿湿疹

龙胆草紫草

【配方】龙胆草3克,紫草6克,连翘6克,马齿苋5克,生石膏10克,生地黄6克。

【加减】便干加重紫草、生地黄用量,皮疹以头面为主加蝉蜕、野菊花,下肢重加苦参、黄柏,渗出液多加土茯苓,痒甚加徐长卿、白鲜皮。

【用法】每日1剂,头2煎分2次温服,第3煎外洗或湿敷。

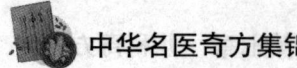

【功效】清热利湿，疏风止痒。主治婴儿湿疹属湿热型，症见形体强壮，活泼好动，多食易饥，多怒，大便多干，小便多赤。

【出处】《河北中医》。

赤苓皮白术

【配方】赤苓皮6克，白术6克，泽泻6克，茵陈4克，生地黄4克，竹叶4克，甘草3克。

【加减】痒甚加白鲜皮、刺蒺藜。

【用法】每日1剂，头2煎分2次温服，第3煎外洗或湿敷。

【功效】健脾利湿。主治婴儿湿疹属脾虚型。症见形体虚胖，性格较静，大便易溏。舌多胖，苔多腻。

【出处】《河北中医》。

黄芪白芍药

【配方】黄芪9克，白芍药6克，防风6克，甘草3克，当归9克，丹参9克，山药9克，白扁豆6克。

【加减】痒甚加白鲜皮、苦参，烦急加佛手、青皮，皮疹反复不愈加赤芍药、乌梢蛇。

【用法】每日1剂，头2煎分2次温服，第3煎外洗或湿敷。

【功效】健脾润燥，益气养血。主治婴儿湿疹属血燥型。症见形体偏弱，面色少华，食纳较少，少动懒言，哭声较低，大便多不成形，小便多清。舌淡、苔少或花剥。

【出处】《河北中医》。

疳积

加味生铁落饮

【配方】生铁落（先煎）10～30克，苍术、白术、党参、鸡内金、陈皮、

第七章 儿科奇方妙治

黑芝麻（炒）各4～10克，焦山楂、炒麦芽、炒神曲各5～10克，槟榔3～8克，炙甘草3克。

【用法】每日1剂，水煎后加红糖适量分2次温服。症状改善后，按比例改汤剂为丸剂，每次服3克，每日3次。3个月为1个疗程。

【功效】健脾助运，消积导滞，攻补兼施。主治小儿疳积。

【出处】《国医论坛》。

健脾化食散

【配方】白术6克，苍术3克，云苓4克，焦楂8克，神曲6克，法半夏9克，陈皮3克，砂仁6克，木香2克，黄连2克，枳实2克，使君子、槟榔两药按年龄及体重可用0.1～1克。

【做法】配合推脾土、大肠、七节，按脐摩腹，揉龟尾。

【用法】每日1次，10次为1个疗程。汤药每日3次口服，每次1剂（随年龄、身高决定剂量）。

【功效】健脾和胃，消食化积。主治小儿疳积。

【出处】《湖南中医杂志》。

小儿水痘

金银花甘草煎剂

【配方】金银花15克，甘草10克。

【做法】将上药以水煎煮，取药汁。

【用法】每日1剂，分3次服下。

【功效】清热解毒。适用于水痘。

【出处】《本草纲目》。

薏苡绿豆

【配方】薏苡仁100克，绿豆100克。

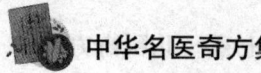 中华名医奇方集锦

【用法】加水熬熟,加少许糖,每日2次服用。
【功效】清热解毒,渗湿利水。主治水痘。
【出处】《实用中医儿科手册》。

银花淡竹叶
【配方】银花5~15克,淡竹叶5~10克,甘草3克。
【用法】水煎服,每日1剂。
【功效】清热解毒利尿。主治水痘。
【出处】《儿科应用必备》。

忍冬藤车前草
【配方】忍冬藤15克,车前草15克,板蓝根15克,千里光15克。
【用法】水煎服,每日1剂。对化脓的水痘,亦可用本方清洗消毒。
【功效】清热解毒,渗湿利水。主治水痘。
【出处】《儿科应用必备》。

小儿感冒发热

姜汁饼贴囟门
【配方】荞麦面、生姜各适量。
【做法】将生姜捣碎取汁。
【用法】用姜汁和荞麦面做成薄饼片贴囟门上。
【功效】可治疗小儿感冒、鼻塞。
【出处】《本草纲目》。

生姜大葱白
【配方】生姜、大葱白、芫荽各10克,鸡蛋2个(煮熟后去黄)。
【做法】将以上药混匀蒸熟。

第七章 儿科奇方妙治

【用法】用干净纱布包裹后熨擦全身,取微汗为度。
【功效】治风寒感冒。
【出处】《本草纲目》。

脱肛

白芍

【配方】白芍20克,盐少许。
【做法】将白芍研粉备用。
【用法】共煮水供儿童坐浴,用白芍粉敷肛门。
【功效】消肿止痛。可使小儿脱出直肠复位,粘连固定,不再脱出。
【出处】《本草纲目》。

香菜子米醋

【配方】香菜、香菜籽、米醋各适量
【做法】用香菜煮汤熏洗患部,同时用醋煮香菜籽,用布包后趁热覆盖患部。
【用法】每日1次。
【功效】消肿化瘀。主治痔疮肿痛、肛门脱垂。
【出处】《本草纲目》。

脐炎

当归

【配方】当归适量。
【做法】将其焙研为细末。

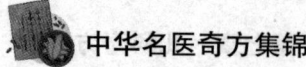

【用法】敷于脐部。
【功效】补血活血,止痛。适用于婴儿脐中流水。
【出处】《本草纲目》。

云南白药

【配方】云南白药中成药适量。
【做法】将患儿脐部的分泌物用消毒的盐水棉球擦拭干净,将云南白药均匀撒布患处,用干净纱布盖好,固定。
【用法】每日2次。
【功效】对脐炎疗效很好。
【出处】《本草纲目》。

大黄粉

【配方】大黄若干。
【用法】以50%酒精清洗脐部后,敷大黄粉0.3~1克,每日1次,5日为1个疗程。
【功效】解毒消肿,活血化瘀。主治新生儿脐炎。
【出处】《河北中西医结合杂志》。

大黄血竭方

【配方】大黄、血竭适量。
【做法】先将大黄烘干,碾碎过筛成粉状,再将血竭碾碎过筛成粉状,然后以10:1(大黄10份、血竭1份)之比例相混拌匀,送高压消毒后即成。
【用法】新生儿脐带脱落后,在脐创面涂抹适量黄竭粉,然后加盖无菌纱布。次日给新生儿洗澡时,先观察脐部,若不干燥,洗澡后再涂抹该粉一次,通常使用1~2次即可。
【功效】解毒活血。预防新生儿脐炎。
【出处】《实用中医儿科手册》。

第七章 儿科奇方妙治

小儿惊风

千日红花汤

【配方】鲜千日红花10~14朵。

【做法】水煎服。

【用法】每日1剂。

【功效】清热散风，祛痰止咳。适用于小儿惊风。症见发病迅速，抽搐不已，神志不清等。

【出处】《本草纲目》。

蝉衣

【配方】蝉衣6克，僵蚕、白糖各10克。

【做法】将蝉衣、僵蚕水煎，取滤液，加入白糖。

【用法】抽搐时分数次灌服。重者可每日服2剂。

【功效】祛风止痉。适用于小儿急惊风。

【出处】《本草纲目》。

定风散

【配方】生石膏24克，天竺黄18克，胆南星12克，朱砂9克，蜈蚣20条。

【用法】研为细末，根据年龄酌量服用。定风散内的朱砂，因含汞不宜煎煮，长期服用时，剂量宜小，以免蓄积汞中毒。

【功效】清热泻火，豁痰开窍，定惊息风。主治小儿急惊风。

【出处】《河南中医》。

人参汤加味

【配方】人参9克，干姜2克，白术6克，茯苓8克，炙甘草5克，山药6克，扁豆5克，苡仁8克，天麻5克，钩藤6克，地龙5克。

【用法】水煎服，每日1剂。

【功效】温中祛寒，补气健脾，平肝息风。主治小儿慢惊风。

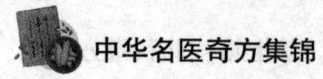 **中华名医奇方集锦**

【出处】《中国现代实用医学杂志》。

小儿哮喘

蒸柚仔鸡
【配方】青柚子1个，仔鸡1只。
【做法】将仔鸡宰杀后，洗净切块备用；切开柚子顶盖，掏去柚瓢。将鸡块塞入柚子内，盖上顶盖置碗中，隔水蒸3小时左右。
【用法】吃鸡肉，饮汤，每日1次，每次1只，连服数日。
【功效】止咳，增加营养。
【出处】《本草纲目》。

虫草炖鸭
【配方】水鸭肉、冬虫夏草、红枣按比例调配。
【做法】红枣去核洗净。水鸭活杀，去毛、去肠脏，取鸭肉洗净，斩块。把全部用料一起放入锅内，加开水适量，文火煮3小时。
【用法】调味，随量饮汤，食肉。
【功效】补肾益精，养肺止咳。适用于支气管哮喘属肺肾两虚者。症见咳喘日久，体弱形瘦，食欲不振等。
【出处】《本草纲目》。

小儿盗汗

小麦粥
【配方】小麦仁60克，糯米30克，大枣15枚，白糖少许。
【做法】将前3味共煮成粥，吃时加糖调味。

【用法】每日2次,可分次吃完。
【功效】强健脾胃,敛汗宁神。适用于病后脾虚,盗汗、自汗。
【出处】《本草纲目》。

玉米芯
【配方】玉米芯100克,乌梅10克,黑木耳6克,红枣20克,冰糖适量。
【做法】水煎内服。
【用法】每日1剂,日服3次,连服3~5剂。
【功效】适用于小儿气阴两虚,多汗、自汗。
【出处】《本草纲目》。

小儿支气管炎

葱白粥
【配方】糯米60克,生姜5片,连须葱白5茎,米醋5毫升。
【做法】将糯米、生姜捣烂,加入葱白、米醋煮粥。
【用法】趁热饮用,并温覆取汗。
【功效】发汗解表。可用于风寒感冒,咳嗽初起,痰白稀薄,头痛恶风不发热。
【出处】《本草纲目》。

姜糖饮
【配方】生姜10克,红糖15克。
【做法】将生姜洗净,切丝,以沸水冲泡,盖5分钟,调入红糖。应有足够辛辣味。
【用法】趁热顿服,服后盖被取汗。
【功效】发汗解表,温中和胃。
【出处】《本草纲目》。

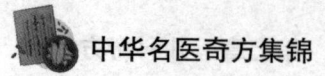

小儿肺炎

生姜葱
【配方】生姜5克,连须葱白2茎,糯米适量。
【做法】水煎,去渣取汁。
【用法】每日1剂,分2次温服。
【功效】主治小儿支气管肺炎。症见发热无汗,呛咳气急,痰白而稀。
【出处】《本草纲目》。

芥菜籽末
【配方】芥菜籽末适量。
【做法】将39℃左右热水盛于盆内,纳入芥菜籽末1匙。
【用法】睡前浸脚3~5分钟。
【功效】用治1岁以下乳儿呼吸困难的肺炎。
【出处】《本草纲目》。

三拗汤
【配方】麻黄9克,杏仁10克,甘草6克。
【做法】水煎取汁200毫升,分4~5次服完。
【用法】每日1剂。
【功效】宣肺散寒,止咳解表。主治肺炎属风寒闭肺者。症见呛咳不爽,呼吸气急,痰稀色白,恶寒发热,无汗。
【出处】《太平惠民和剂局方》。

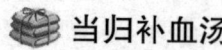

小儿贫血

当归补血汤
【配方】黄芪30克,当归6克。

【做法】取上药，加水400毫升同煎。先用武火煮沸，再改用文火续煎30分钟。
【用法】每日1剂，分3~4次服完。
【功效】补气生血。主治营养性缺铁性贫血属气血亏虚者。症见面色萎黄或淡白，倦怠无力，心悸气短，头晕。
【出处】《内外伤辨惑论》。

参枣汤

【配方】党参15克，大枣10枚。
【做法】将上述2味药水煎2次，去渣取汁。
【用法】每日2次，吃枣喝汤。
【功效】健脾益气生血。主治营养性缺铁性贫血属脾虚气弱者。症见面黄肌瘦，气短乏力，头晕眼花，食欲不振。
【出处】《内外伤辨惑论》。

过敏性紫癜

犀角地黄汤

【配方】水牛角20克，鲜地黄10克，赤芍10克，丹皮6克。
【做法】取水牛角，加水1180毫升同煎。先用武火煮沸，后改用文火续煎30分钟，再纳入其余3味煮沸后用文火续煎30分钟。
【用法】每日1剂，分3~4次服完。
【功效】清热解毒，凉血止血。主治过敏性紫癜属血热妄行者。症见起病较急，皮肤瘀斑，色较鲜红，面赤唇红。
【出处】《备急千金要方》。

清热解毒汤

【配方】生地黄、白茅根各15克，赤小豆30克，紫草、连翘、丹皮、丹参

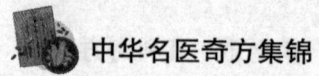

各9克，赤芍药6克。
【做法】水煎服。
【用法】每日1剂，分3次服。
【功效】清热解毒，凉血止血。主治过敏性紫癜属血热妄行者。症见皮肤紫癜，消化道黏膜出血和肾炎症状，且易复发。
【出处】《备急千金要方》。

小儿消化不良

葱白生姜
【配方】葱白1根，生姜15克。
【做法】共捣碎后加入茴香粉9克，混匀后炒热（以皮肤能忍受为度）。
【用法】用纱布包好敷于脐部，每日1～2次直到治愈。
【功效】通阳散结。主治小儿消化不良。
【出处】《中国民间疗法》。

大承气汤加减
【配方】大黄（后下）8克，芒硝8克，枳实10克，厚朴8克。症状消除后以扁豆、山药、薏苡仁、法半夏、茯苓、白术健脾和胃。
【用法】水煎，每日1剂，分3次服。5天为1个疗程，共用10天。
【功效】荡涤肠胃。主治小儿消化不良。
【出处】《中国中医急症》。

四磨汤口服液
【配方】木香、枳壳、乌药、槟榔。
【用法】每次1支，每日3次，2周为1个疗程。
【功效】消食导滞理气。主治小儿消化不良。
【出处】《医学理论与实践》。

第七章　儿科奇方妙治

胃安通降汤

【配方】枳实30克，莪术15克，威灵仙、青皮、陈皮各10克，炒莱菔子20克。

【用法】每天1剂，水煎取汁300毫升，早、晚餐前30分钟各服150毫升。

【功效】消积导滞，理气通降。主治小儿消化不良。

【出处】《新中医》。

遗尿症

缩尿散

【配方】五倍子、吴茱萸、小茴香、补骨脂、附子各等份。

【做法】上药碾碎成细末，摇匀，装瓶备用。

【用法】取上药粉约20克，用温开水调成厚糊状，外敷神阙穴、涌泉穴（双侧），用胶布固定。每晚睡前敷贴，次日晨起时将药取下。有敷药处起红疹者，可改用植物油调敷，10天为1个疗程。

【功效】调补心肾，健脾益肺，固精止涩，缩小便。主治小儿遗尿。

【注意事项】在饮食上忌生冷苦寒之品，睡前2小时少饮水及饮料，夜间家长可唤醒排尿1次。年长儿则应多给予安慰，帮助其克服紧张情绪，消除自卑感，树立战胜疾病的信心。

【出处】《柳州医学》。

缩泉汤加味

【配方】益智仁、金樱子、淡吴茱萸、五味子各5克，乌药、牡蛎、桑螵蛸各10克，山药15克。

【做法】水煎服。

【用法】每剂服1.5天，10天为1个疗程。

【功效】益气温肾止遗。主治小儿遗尿。

【出处】《浙江中医杂志》。

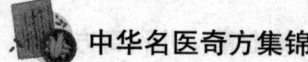
中华名医奇方集锦

补肾止遗汤
【配方】黄芪15克，五味子、覆盆子、益智仁各10克，乌药8克，菟丝子10克，肉桂8克，桑螵蛸10克，麻黄5克。
【用法】水煎服，每日1剂。
【功效】益气温肾止遗。主治小儿遗尿。
【出处】《中医药学刊》。

益气固肾汤
【配方】黄芪、煅牡蛎各20克，党参、淮山药各15克，五味子、山茱萸、益智仁、桑螵蛸、炙鸡内金各8克，升麻、炙甘草各3克。尿频数清长、胃寒者加肉桂（后下）2克。
【用法】根据不同年龄增减药物剂量。水煎服，每日1剂，7日为1个疗程。
【功效】培元益气，补肾缩尿。主治小儿遗尿。
【出处】《河北中医》。

温肾缩泉汤
【配方】山药、桑螵蛸各9克，肉桂6克，乌药6克，益智仁6克，通草3克，菟丝子6克，覆盆子6克。
【用法】将上药共煎取30毫升，每日1剂，晚饭前服用，4周为1个疗程。
【功效】补肾益气，健脾，固摄下焦。主治小儿遗尿。
【出处】《光明中医》。